RÉGIME ANTI-INFLAMMATOIRE & FODMAP

2 LIVRES EN 1

La Synergie de 2 Régimes pour Renforcez votre Système Immunitaire, Rééquilibrer le métabolisme et Détoxifiez votre Organisme +101 Recettes Faciles

Copyright © 2023

- Olivia Santi -

Tous droits réservés

RÉGIME ANTI-INFLAMMATOIRE ET FODMAP: LES MEILLEURS ALLIÉS POUR ADOPTER UN MODE DE VIE SAIN — 2

    Une alimentation saine: idéale pour le bon fonctionnement de l'organisme 3

    Régime anti-inflammatoire: qu'est-ce que c'est et quels sont ses avantages? 3

    Les recettes les plus recommandées pour un régime anti-inflammatoire! 8

    De délicieux petits-déjeuners anti-inflammatoires! 9

    Déjeuners aux effets anti-inflammatoires 20

    Des dîners sains et nutritifs! 46

    Des collations et des apéritifs sains en milieu de la matinée! 53

RÉGIME FODMAP: QU'EST-CE QUE C'EST? 74

    Aliments riches en FODMAP 74

    Aliments à éviter dans un régime FODMAP 75

    Régime FODMAP: aliments autorisés 76

    Les avantages d'un régime FODMAP 79

        Qui peut suivre un régime FODMAP? 79

        Blettes sautées au jambon Serrano 80

        Courgettes sautées aux crevettes 80

        Bouchées de courgettes et de pommes de terre au four 81

        Sauté de Poulet au paprika et au potiron 82

        Purée de citrouille 83

        Purée de patates douces à la coriandre 84

        Omelette de pommes de terre 85

        Carpaccio de concombre 86

        En-cas sain: Chips de patates douces bicolores 86

        Œufs au four avec courgettes 87

        Pommes de terre au romarin au four 88

        Oeuf brouillé à la tomate 89

        Œufs avec jambon Serrano 90

        Blanc de poulet au four: juteux et épicé 91

        Poulet mariné au lait de coco et riz 91

        Filet de porc à l'orange 92

        Boulettes de viande de veau au jus de citron 93

        Merlu aux tomates cerises et aux pommes de terre 94

        Morue et pommes de terre à la vapeur 95

        Salade de saumon aux herbes fraîches et aux pommes de terre 96

        Hamburgers au thon 97

        Riz aux champignons et au potiron 97

        Poisson bouilli 98

        Steak de veau rôti juteux 99

        En-cas de pâtes au parmesan et au beurre pour 1 personne 100

        Fettuccine Alfredo 101

        Risotto au citron 102

        Curry de poulet aux carottes 103

        Bar cuit au four avec une sauce au citron et aux câpres 104

        Quinoa épicé aux amandes et feta 104

        Salade de pommes de terre aux anchois et aux œufs de caille 105

        Fish & chips avec sauce tartare 106

        Mini-gâteau au saumon et au citron 107

        Pavlova à l'ananas et au gingembre 108

QUELLE EST L'INFORMATION CLÉ À RETENIR? 110

Une alimentation saine: assurez le bien-être de l'organisme corporel tout au long de votre vie 113

Régime anti-inflammatoire et Fodmap : les meilleurs alliés pour adopter un mode de vie sain

L'une des maladies les plus courantes affectant la population mondiale est l'inflammation ou l'irritation du côlon. Aujourd'hui, des personnes de tous âges souffrent de cette maladie et la science moderne n'a pas réussi à mettre au point un traitement efficace pour ce problème. Que font beaucoup de patients ? Ils se tournent vers le régime anti-inflammatoire et les Fodmap, obtenant d'excellents résultats.

Ce sont deux outils très précieux qui ont permis d'aider et de soulager l'inconfort et la douleur causés par les troubles intestinaux. Découvrir ce qu'ils sont et quels bénéfices ils apportent à la santé doit être une priorité.

Non seulement pour ceux qui souffrent de ce problème, mais aussi pour tout le monde de manière préventive, car une vie saine en dépend.

Il est donc essentiel de développer de bonnes habitudes alimentaires et de sensibiliser les gens à l'importance de manger sainement, afin d'éviter les différents types de problèmes de santé causés par une mauvaise alimentation. C'est précisément l'objectif de ce livre ; montrer tous les avantages du régime anti-inflammatoire et du Fodmap, ainsi que de partager de nombreuses recettes, afin qu'ils soient les meilleurs alliés à votre table.

Une alimentation saine : idéale pour le bon fonctionnement de l'organisme

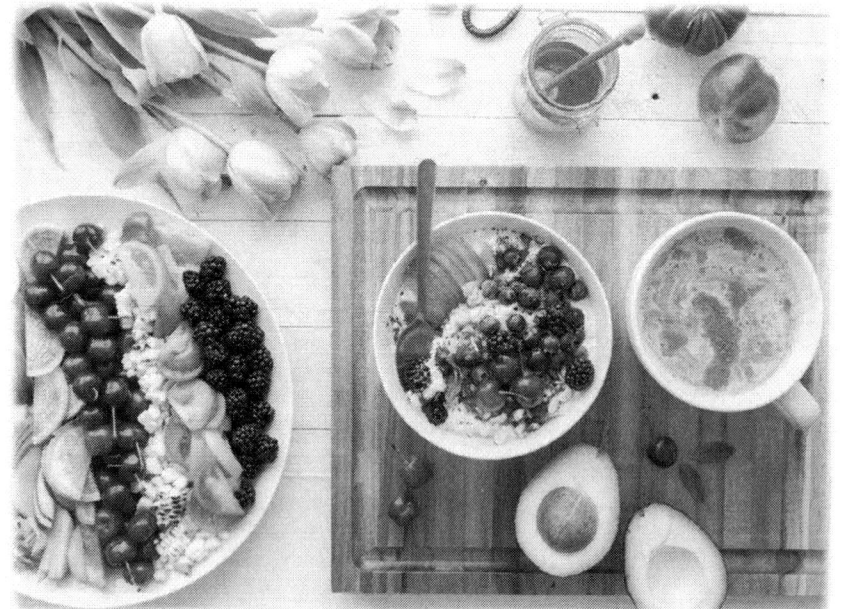

La plupart des gens n'ont pas une idée précise du contenu calorique et nutritionnel, ainsi que de la quantité de sucre ou de sodium contenus dans les aliments qu'ils consomment quotidiennement. En mangeant à l'aveuglette, le corps en subit les conséquences et différentes maladies peuvent commencer à apparaître.

Pour cette raison, il est courant aujourd'hui de voir un grand nombre de jeunes souffrir de diabète, de maladies cardiovasculaires, de surpoids et, bien sûr, de troubles du côlon. D'où l'importance d'une alimentation saine dès le plus jeune âge, car c'est le meilleur moyen de maintenir un corps en bonne forme.

Une alimentation saine est une alimentation qui fournit les nutriments dont le corps a réellement besoin et qui contribue à rétablir et à maintenir une bonne santé. Elle permet également une croissance et un développement physique correct, assure le processus de reproduction et réduit le risque de maladies chroniques. Dans ce contexte, le régime anti-inflammatoire est la meilleure référence.

Régime anti-inflammatoire : qu'est-ce que c'est et quels sont ses avantages ?

Bien qu'il soit devenu très à la mode récemment, le régime anti-inflammatoire existe en fait depuis longtemps. Plus qu'un régime saisonnier pour perdre du poids, c'est un mode de vie qui vise à améliorer votre santé. Suivre ce régime, apportera de nombreux bienfaits.

En termes généraux, ce type de régime consiste à consommer des aliments riches en antioxydants et en acides gras oméga-3 afin de réduire les réactions inflammatoires de l'organisme. En contrepartie, il est primordial de réduire, ou d'éviter complètement, la consommation d'aliments responsables des inflammations dans le corps.

Il convient de noter que les processus inflammatoires dans le corps sont un mécanisme de défense permettant au corps de lutter contre les maladies. Ainsi, ils sont essentiels. Cependant, le problème se pose lorsque cette inflammation dure longtemps et qu'il ne s'agit plus d'un mécanisme régulé et auto limitatif.

Cela peut parfois se produire en raison d'un dysfonctionnement du système de régulation de l'organisme, de mauvaises habitudes alimentaires et d'autres facteurs externes néfastes à la santé. C'est dans ce scénario que le régime anti-inflammatoire joue un rôle essentiel, procurant de nombreux avantages. Bien entendu, le régime doit s'accompagner de la pratique d'une routine saine, qui comprend :

- Bien dormir.
- Faire régulièrement de l'exercice.
- Éviter le surpoids.
- Ne pas consommer d'alcool ni de tabac.
- Gérer le stress et l'anxiété.

Les avantages du régime anti-inflammatoire

Les nutritionnistes du monde entier s'accordent pour dire que le régime anti-inflammatoire est bénéfique pour l'organisme humain. Même ceux qui mènent un mode de vie sain bénéficieront d'un meilleur état de santé en suivant ce régime.

Les bons résultats à court et à moyen terme ne se font pas attendre, c'est la raison pour laquelle de plus en plus de personnes le recommandent, d'autant plus qu'il est utile pour traiter diverses maladies. Certains utilisent ce régime comme traitement des maladies auto-immunes, comme la polyarthrite rhumatoïde, la sclérose en plaques ou le lupus.

Son efficacité a également été démontrée chez les patients souffrant d'asthme et d'allergies saisonnières. Des études cliniques montrent également que le régime anti-inflammatoire réduit le risque de développer des problèmes cardiovasculaires, des cancers et des maladies non auto-immunes telles que l'ostéoporose et la maladie d'Alzheimer.

Un autre avantage que les experts ont mis en avant concerne l'énergie apportée à l'organisme par la consommation d'aliments issus du régime anti-inflammatoire. Ainsi, non seulement il prévient les maladies causées par l'inflammation chronique de l'organisme, mais son utilité va bien au-delà. Il n'est donc pas étonnant qu'il soit devenu en vogue ces derniers temps, notamment pour ses bienfaits pour la santé.

Ses principaux avantages pour la santé

Le maintien d'un régime anti-inflammatoire continu, entraîne de grands bénéfices pour la santé physique et mentale de ceux qui le pratiquent. Entre autres, il réduit la probabilité d'un décès prématuré dû à une maladie. L'avis des experts dans ce domaine couvre plusieurs aspects importants, par exemple :

- ✓ Il améliore l'humeur.
- ✓ Il réduit considérablement les ballonnements et les douleurs abdominales.
- ✓ Il augmente la quantité de fibres dans l'intestin, ce qui améliore la digestion.
- ✓ Grâce à la consommation élevée d'aliments riches en oméga-3 et en acides gras, le système immunitaire est fortement stimulé.
- ✓ Aide à contrôler le poids.
- ✓ Les aliments riches en fibres contribuent à augmenter le sentiment de satiété.
- ✓ Le taux de sucre dans le sang reste stable, ce qui empêche le développement du diabète.
- ✓ Il empêche l'augmentation du mauvais cholestérol (LDL) dans le sang, réduisant ainsi le risque d'obstruction des artères principales du corps.

Enfin et surtout, le coût du régime anti-inflammatoire est tout à fait abordable puisqu'il se base sur des produits peu chers. La plupart des aliments sont de saison, ils sont donc toujours frais et disponibles en grande quantité.

Aliments anti-inflammatoires recommandés

Le secret pour que le régime anti-inflammatoire fonctionne comme il le devrait, est de consommer des aliments de manière constante et répétée. Il n'est pas raisonnable de penser qu'un seul aliment puisse faire des miracles et réduire considérablement l'inflammation dans le corps. Mais des études scientifiques montrent que les composants particuliers de ces aliments peuvent contribuer à améliorer la santé.

Savez-vous quels sont ces composants spéciaux et leurs propriétés? Connaître leur nom et être capable de les identifier vous sera d'une grande utilité lors de la préparation de votre menu. Voici une courte liste d'aliments dans lesquels on trouve ces composés.

- *Curcumine :* présente dans le curcuma, elle a la propriété d'inhiber les enzymes à l'origine des processus inflammatoires dans l'organisme, en agissant directement sur celles-ci.
- *Oméga 3 :* présent dans les poissons gras, tels que les sardines, les anchois, le maquereau et le saumon, entre autres. Les graines de chia, les graines de lin et les noix contiennent également de l'oméga 3.
- *Les aliments contenant du sulforaphane :* ce composant se trouve en abondance dans le chou, le brocoli, le chou-fleur et sa consommation aide l'organisme à réduire les niveaux de sucre dans le sang, à réduire les mesures du stress oxydatif et à améliorer les niveaux du profil lipidique.

- *Gingérol :* principal élément actif du gingembre, il est classé comme l'un des meilleurs agents anti-inflammatoires naturels et possède également des propriétés analgésiques.
- *Crocine :* le safran est riche en crocine, dont les propriétés antioxydantes et anti-inflammatoires en font un invité de choix dans la préparation des aliments.
- *Polyphénols :* présents principalement dans les plantes. Bien qu'ils ne contiennent pas de minéraux ou de vitamines, ils sont riches en substances bioactives ayant un puissant pouvoir antioxydant. Les noix, les pommes, les kiwis, les tomates, les betteraves, les aubergines, le thé vert ou noir et le vin rouge sont des exemples de produits dans lesquels on peut les trouver.

Recommandations à prendre en compte

L'une des principales recommandations à garder à l'esprit est d'acheter des aliments frais, de préférence des fruits et légumes non industrialisés. Les protéines ne doivent pas manquer au menu bien évidemment, c'est pourquoi les experts recommandent d'inclure des protéines biologiques comme les œufs, la viande et la volaille.

Il est conseillé d'acheter des herbes et des épices en abondance, principalement pour deux raisons. Tout d'abord, ils ajoutent de la saveur et enrichissent les aliments, rendant les menus plus savoureux. Deuxièmement, ils sont considérés comme de "*petits joyaux médicinaux*" car ils possèdent des propriétés curatives exceptionnelles qui peuvent améliorer la santé du corps.

Une autre recommandation très importante est d'éviter la consommation d'aliments transformés industriellement, comme les saucisses ou les préparations de viande. Ces produits contiennent de grandes quantités de farines raffinées, de sucres et de graisses malsaines. Ensemble, ils peuvent affecter négativement les fonctions de l'organisme, notamment en activant les processus inflammatoires.

Évitez de consommer des aliments qui provoquent une inflammation chronique !

Pour obtenir de bons résultats avec le régime anti-inflammatoire, il faut éviter de consommer les aliments qui provoquent une inflammation chronique. Comment faire? Il faut savoir ce qu'ils sont pour ne pas en acheter. La liste suivante peut vous servir de guide:

- ✓ *Aliments contenant des graisses trans :* désigne les aliments contenant des graisses manipulées, qui se caractérisent par des effets hautement inflammatoires. Les plus connus dans cette catégorie sont les chips, les margarines, les pizzas, les snacks, les sauces prêtes à l'emploi et les crèmes lactées, qui peuvent tous présenter des concentrations élevées de graisses nocives pour la santé.
- ✓ *Farines hautement raffinées :* les aliments de ce groupe ont un indice glycémique très élevé en raison de la grande quantité de sucre qu'ils contiennent. Cela signifie qu'ils génèrent un certain pouvoir d'accoutumance chez ceux qui les consomment, tout en leur donnant beaucoup

d'énergie. Il s'agit par exemple des biscuits, des pâtisseries, du pain blanc sans croûte et autres.

- ✓ *Le sucre :* il n'a aucune valeur nutritive et est considéré comme une "*bombe énergétique*" en *raison de* sa teneur élevée en calories, ce qui en fait un produit clairement préjudiciable à la santé, entre autres parce qu'il induit une inflammation cellulaire. Cela est particulièrement vrai pour les personnes souffrant de troubles métaboliques.
- ✓ Les aliments *ultra-transformés* sont des aliments auxquels on a ajouté des colorants, des conservateurs, des arômes artificiels et d'autres additifs au cours du processus de production. Les fast-foods, les viandes transformées et les aliments surgelés font partie de cette catégorie. Selon les experts en nutrition et en diététique, il existe une relation étroite entre ces produits et l'augmentation de la protéine C-réactive, qui est responsable des processus inflammatoires.
- ✓ *La crème glacée:* en particulier la *crème glacée* industrielle, en raison des graisses et des éléments malsains qu'elle contient, peut avoir un effet pro-inflammatoire lorsqu'elle est consommée.
- ✓ Les aliments frits en général, les produits laitiers, l'alcool et les saucisses font également partie des aliments qui provoquent une inflammation chronique.

Préparation du menu !

Pour prévenir ou contrôler les maladies qui provoquent une inflammation chronique dans le corps, il est nécessaire de préparer un menu équilibré comprenant des aliments sains et de qualité. Actuellement, le régime anti-inflammatoire est de loin la meilleure ressource naturelle pour y parvenir, selon les avis et les recommandations des experts.

Quelques conseils simples pour mettre cela en pratique : par exemple, les fruits et légumes sont essentiels dans le menu quotidien et doivent être présents en quantité suffisante. Ils apportent à l'organisme une grande quantité de fibres, d'antioxydants et de polyphénols anti-inflammatoires, qui sont des remèdes concrets pour combattre les problèmes de santé.

Une façon d'équilibrer le menu est de privilégier la consommation de poissons gras riches en oméga-3. Selon certaines recherches, ce type de poisson permet à l'organisme d'ajouter des graisses polyinsaturées, qui sont essentielles au bon fonctionnement de tout le système corporel. Au même temps, la consommation de viande doit être réduite ou éliminée du régime alimentaire.

La principale source de graisse monoinsaturée à utiliser dans les préparations diététiques anti-inflammatoires est l'huile d'olive extra vierge. Il a été prouvé qu'il s'agit d'une source précieuse d'antioxydants et de bon gras, dont le corps a besoin régulièrement. Les céréales complètes et les légumineuses fraîches sont celles qui apportent l'hydratation au menu, leur présence dans la préparation est donc nécessaire.

Les recettes les plus recommandées pour un régime anti-inflammatoire !

Après avoir appris tout ce qu'il faut savoir sur une alimentation saine et ses effets positifs sur la santé, il convient de souligner qu'un régime anti-inflammatoire peut être suivi par tout le monde, quel que soit l'âge. Mais attention, dans le cas de maladies chroniques graves, l'avis d'un expert est nécessaire, encore plus pour l'élaboration d'un menu et d'autres indications.

En ce qui concerne le menu et les recettes qui l'accompagnent, on souligne l'importance de suivre à la lettre les instructions pour la préparation des plats recommandés. Nous espérons également que les ingrédients suggérés sont utilisés de manière correcte, afin d'obtenir les meilleurs résultats à court terme.

La plupart des recettes du régime anti-inflammatoire sont faciles à suivre et, encore mieux, ses aliments sont disponibles et accessibles. Ainsi, lorsque vous établissez le menu de la semaine, l'idéal est de s'y tenir régulièrement à la bonne heure pour le petit-déjeuner, le déjeuner, le dîner et les collations.

La régularité est la clé pour obtenir une amélioration notable de la santé des personnes atteintes d'une maladie, mais elle équivaut également à rester en bonne santé et à maintenir une bonne forme. Dans ce sens, nous vous proposons les recettes diététiques anti-inflammatoires suivantes.

De délicieux petits-déjeuners anti-inflammatoires !

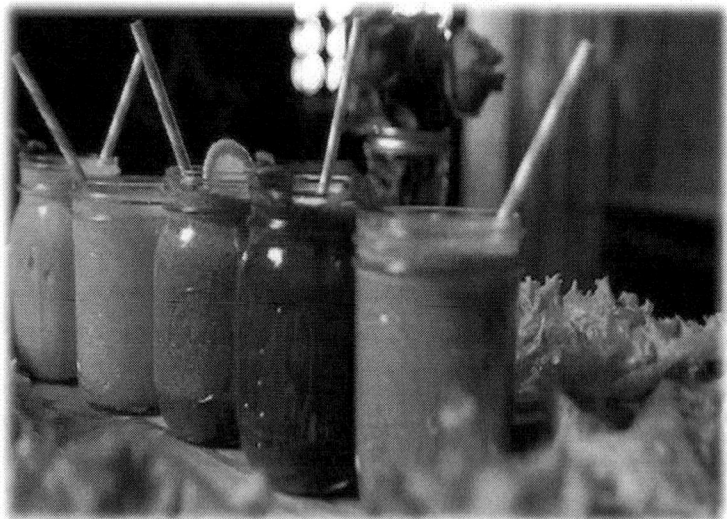

Il n'y a rien de mieux que de commencer la journée avec des aliments sains et nutritifs, tels que ceux présentés dans ces recettes de petits-déjeuners anti-inflammatoires faciles. La variété de ces plats savoureux comprend des aliments sucrés et salés, riches en antioxydants. Un vrai régal qui peut être combiné pour répondre à vos envies matinales.

Smoothie tropical: gingembre, curcuma et carottes

Ingrédients :

- 1 grosse carotte coupée en gros morceaux.
- Du jus d'orange.
- 2/3 tasse d'eau de coco.
- ½ tasse de mangue congelée, coupée en morceaux.
- ¾ de cuillère à soupe de gingembre pelé et finement râpé.
- 1 ½ cuillère à soupe de curcuma, pelé et finement râpé.
- 1 cuillère à soupe de graines de chanvre crues et décortiquées.
- Une pincée de sel de mer.
- Une pincée de piment de Cayenne.

Préparation :

Placez ½ tasse de glace dans le blender, puis écrasez jusqu'à l'obtention de glaçons pilés. Mixez ensuite les ingrédients, en veillant à ce que l'eau de coco et le jus d'orange les recouvrent complètement. Une fois terminé, n'arrêtez le mixeur que lorsque vous remarquez que la texture de votre smoothie a l'air lisse.

Pudding aux graines de chia avec du lait doré

Ingrédients :

- 4 tasses de lait de coco entier.

- 3 cuillères à soupe de miel.
- 1 cuillère à café de curcuma moulu.
- 1 cuillère à soupe d'extrait de vanille.
- ½ cuillère à soupe de gingembre moulu.
- ½ cuillère à café de cannelle moulue.
- ½ tasse de graines de chia.
- 1 tasse de baies fraîches mélangées, pour la garniture.
- ¼ de tasse de flocons de noix de coco grillés, pour la garniture.
- ¾ de tasse de yaourt à la noix de coco, pour la garniture.

Préparation :

Étape 1. *Verser le* miel, le lait de coco, l'extrait de vanille, le gingembre, le curcuma et la cannelle dans un grand bol. Bien mélanger les ingrédients pour obtenir un liquide jaune foncé.

Étape 2. *Ajouter les* graines de chia et mélanger à nouveau, laisser reposer pendant 5 minutes, puis mélanger à nouveau.

Étape 3. *À ce stade,* couvrir le récipient et le mettre au réfrigérateur pendant toute une nuit afin que les graines de chia absorbent le mélange qui acquerra une consistance épaisse, semblable à celle d'un pudding.

Étape 4. *Diviser en* 4 portions égales pour servir dans 4 verres, puis garnir chaque verre avec le yaourt à la noix de coco et décorer avec les flocons de noix de coco grillés et le mélange de baies.

Muffins chocolat-amandes sans gluten

Ingrédients :
- 2 petites cuillères de levure chimique.
- 2 cuillères à soupe de farine de coco.
- 2 gros œufs, à température ambiante.
- 2 cuillères à café de chocolat noir.
- 1 tasse de farine d'amande.
- 1 petit avocat mûr.
- ½ tasse de lait d'amande non sucré.
- ¼ de tasse de myrtilles fraîches.
- 1/3 de tasse de sucre de coco.
- ¼ de cuillère à café de sel.

- ¼ tasse de poudre de cacao crue.

Préparation :

Étape 1. Allumez le four et préchauffez-le à une température de 180º C. Graissez un moule à muffins avec de l'huile de coco.

Étape 2. Placez l'avocat et les œufs dans un mixeur, ajoutez le sel et le sucre et le cacao en poudre.

Étape 3. Tamisez ensemble la farine de noix de coco, la farine d'amande et la poudre de cacao dans un petit bol.

Étape 4. Ajoutez lentement les ingrédients secs et versez également le lait d'amande, puis mélangez uniformément jusqu'à ce que le tout soit complètement combiné, mais sans mélanger excessivement. Enfin, ajoutez les pépites de chocolat et les myrtilles.

Étape 5. Divisez la pâte préparée en 9 portions et transférez-la dans le moule à muffins préalablement préparé pour remplir les 9 cavités.

Étape 6. Faites cuire au four pendant 18 minutes; vérifiez en insérant un cure-dent au centre d'une des muffins et assurez-vous qu'il en ressort sec et propre.

Étape 7. Retirez les muffins du moule et placez-les sur une plaque de cuisson jusqu'à ce qu'ils refroidissent. Vous aurez ainsi un petit-déjeuner sain pour plusieurs jours.

Beignets protéinés au curcuma

Ingrédients :
- 2 cuillères à café de sirop d'érable.
- 1 ½ tasse de noix de cajou crues.
- 1 cuillère à soupe de poudre de curcuma.
- 1 mesure de poudre protéinée à la vanille.
- ½ tasse ou 7 morceaux de dattes dénoyautées
- ¼ de tasse de chocolat noir, pour l'enrobage.
- ¼ de cuillère à café d'essence de vanille.
- ¼ de tasse de noix de coco râpée.

Préparation :

1) Tous les ingrédients - sauf le chocolat - doivent être combinés dans un robot culinaire, à

puissance forte, jusqu'à ce qu'une pâte à biscuits collante et lisse se forme.
2) Divisez la pâte en 8 portions rondes, en essayant de leur donner la même taille, puis pressez chacune d'elles dans le moule à beignets.
3) Le moule doit être recouvert de film alimentaire et placé au congélateur pendant 30 minutes pour que les portions se fixent.
4) Préparez le nappage de chocolat au bain marie : en faisant bouillir un peu d'eau dans une casserole de taille moyenne. Lorsque l'eau bout, placez une casserole plus petite à l'intérieur et versez le chocolat. Remuez doucement jusqu'à ce qu'il soit complètement fondu.
5) Enfin, démoulez les beignets et couvrez-les de chocolat noir. Ils peuvent ensuite être conservés au réfrigérateur, prêts à être consommés.

Œufs Bénédicte au saumon fumé ; sauce hollandaise au citron

Ingrédients :
- 4 gros œufs.
- 4 cuillères à soupe de fromage frais.
- 100 g de saumon fumé.
- 2 muffins coupés en deux.
- 2 petites cuillères de câpres.
- 1 oignon rouge, finement émincé.
- Un grain de poivre noir.

Pour préparer la sauce hollandaise au citron, vous aurez besoin de:
- 2 cuillères à soupe d'eau.
- 2 gros jaunes d'œufs.
- 2 cuillères à café de jus de citron fraîchement pressé.
- 2 cuillères à soupe de beurre.
- Une pincée de sel.

Préparation :
1) Préparez d'abord la sauce hollandaise au citron en choisissant une petite casserole et en y versant les deux cuillères à soupe d'eau et les deux jaunes d'œufs. Essayez de garder la casserole à 5 centimètres de la flamme de la cuisinière tout en maintenant une température moyenne-élevée, puis fouettez les œufs jusqu'à ce qu'ils soient mousseux.
2) Maintenez la casserole sur le feu et ajoutez le beurre, puis commencez à remuer tout en versant le jus de citron et la pincée de sel, jusqu'à ce que la sauce hollandaise devienne épaisse. Une

fois épaissie, mettez la casserole de côté.
3) Mettez une casserole d'eau de taille moyenne sur feu vif jusqu'à ébullition.
4) Pendant que l'eau bout, faites légèrement griller les petits pains dans le grille-pain et placez-les sur les assiettes sur lesquelles vous servirez le petit-déjeuner.
5) Étalez le fromage frais sur les muffins, puis répartissez le saumon fumé en portions.
6) Lorsque l'eau bout, baissez la flamme et cassez les œufs, un par un, pour les faire cuire pendant 4 minutes. Retirez les œufs de l'eau et placez chaque œuf sur le dessus du muffin correspondant.
7) Enfin, versez la sauce hollandaise au citron sur les œufs et décorez avec quelques fines tranches d'oignon rouge, une pincée de poivre noir et des câpres.

Œufs brouillés au saumon fumé

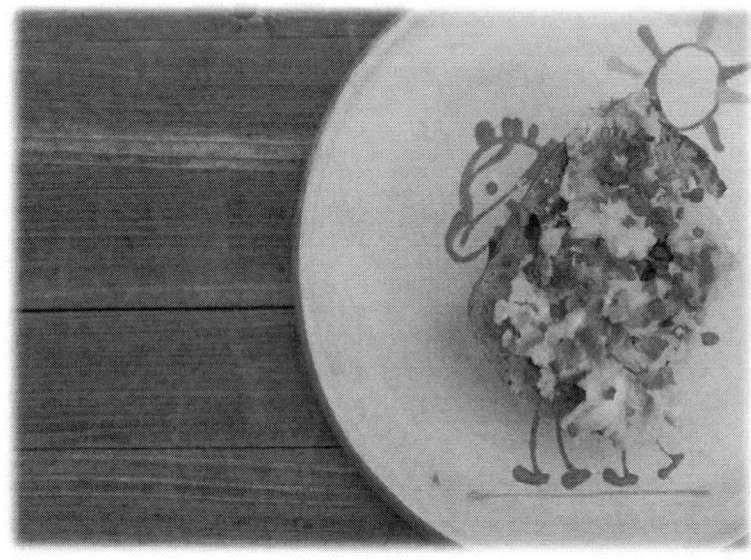

Ingrédients:

- 4 tranches de saumon fumé coupées en morceaux.
- 4 gros œufs frais.
- 2 cuillères à soupe de lait de coco.
- Une noix de beurre.
- Poivre noir fraîchement moulu et sel marin.
- Ciboulette fraîche finement hachée.

Préparation :

Étape 1: Dans un bol, fouettez les œufs, le lait de coco et une poignée de ciboulette fraîche et assaisonnez à votre goût.

Étape 2: Placez la poêle sur la cuisinière à feu moyen, quand elle est chaude, ajoutez un peu de beurre et faites cuire les œufs.

Étape 3: Brouillez les œufs jusqu'à ce qu'ils soient prêts.

Étape 4: Ajoutez le saumon haché et laissez-le cuire pendant 1 à 2 minutes, sous votre surveillance.

Étape 5: Au moment de servir sur l'assiette, décorez votre plat avec un peu de ciboulette fraîche.

Œufs au four aux champignons

Ingrédients:
- 4 gros œufs.
- 4 grands champignons Portobello.
- 1 tomate moyenne, préalablement hachée.
- 1 tasse de roquette.
- Poivre noir et sel de mer.

Préparation :
1) Recouvrir un moule avec du papier sulfurisé et préchauffez le four à 180°C.
2) Retirez les pieds des champignons et jetez-les.
3) Disposez maintenant les champignons sur la plaque de cuisson et ajoutez les tomates et la roquette hachée. Couvrir soigneusement le centre de chaque chapeau de champignon avec un œuf.
4) Placez la plaque de cuisson dans le four et faites cuire pendant 20 minutes, ou jusqu'à ce que les blancs d'œufs soient complètement blancs.
5) Enfin, ajoutez du poivre noir et du sel marin selon votre goût.

Bruschetta à l'avocat et œuf poché

Ingrédients :
- 2 gros œufs.
- 2 avocats mûrs.
- 2 cuillères à soupe d'huile d'olive extra vierge.
- Tranches de tomates hachées pour la garniture.
- Persil haché pour la garniture.
- Poivre noir et sel de mer.

Préparation :
Étape 1: mettre une casserole d'eau sur la cuisinière et faire bouillir. Pour les œufs pochés : utiliser 2 morceaux de film alimentaire et les badigeonner d'huile d'olive. Les placer dans 2 bols.

Étape 2: Casser les œufs et verser le contenu dans les deux bols doublés de film alimentaire ; un œuf dans chaque récipient. Former un paquet rond en fermant le film alimentaire avec un nœud **au-dessus**.

Étape 3: Lorsque l'eau est sur le point de bouillir, ajouter les 2 paquets d'œufs et éteindre la cuisinière. Couvrir la casserole, feu éteint, pour que les œufs cuisent doucement pendant 4 minutes.

Étape 4: sortir les œufs de l'eau, retirer l'emballage avec précaution pour ne pas les casser et les placer sur une assiette.

Étape 5: Retirez la peau extérieure de l'avocat, coupez-le en deux et adaptez-le à la taille de l'œuf poché.

Étape 6: placez soigneusement un œuf à l'intérieur de chaque demi-avocat.

Servir ensuite dans l'assiette et y ajouter une pincée de poivre noir, du sel marin et du persil. La touche finale consiste à garnir de plusieurs tranches de tomate.

Cocktail : smoothie tropical au curcuma

Ingrédients :
- 1 cuillère à soupe de mangue congelée.
- 1 tasse d'ananas congelé.
- 1 cuillère à soupe de chia.
- 1 tasse de jus d'orange.
- Une pincée de curcuma selon votre goût; nous vous recommandons de commencer par 1/8 de cuillère à café.

Ingrédients pour la préparation du cocktail
- Amandes moulues.
- Flocons de noix de coco.
- Fraises coupées en tranches.
- Des kiwis coupés en fines tranches.

Préparation :
Tous les ingrédients doivent être mis dans un blender pour être mixés, mais dans l'ordre dans lequel ils sont énumérés. Arrêter le mixeur et observez si le mélange est crémeux et lisse. S'il est encore trop épais - vous pouvez ajouter un peu plus de jus d'orange. Utilisez les tranches de fruits et les flocons de noix de coco pour décorer le smoothie.

Crêpes aux noisettes

Ingrédients pour la garniture aux noisettes

- 1 tasse de noisettes.
- 2 cuillères à soupe de sirop d'érable.
- 1 cuillère à soupe d'huile de noix de coco.
- 2/3 tasse de pépites de chocolat noir.
- ½ cuillère à soupe d'extrait de vanille.

Ingrédients pour les crêpes

- 4 gros œufs.
- 1 autre cuillère à soupe d'huile de noix de coco.
- ½ verre d'eau.
- 2 cuillères à soupe de farine de noix de coco.

Préparation :

Étape 1: *Préparez la garniture aux noisettes* en préchauffant le four à 180°C et en plaçant les noisettes sur une plaque de cuisson.

Étape 2: *Faites cuire les noisettes* pendant 10 minutes, puis sortez-les du four et laissez-les refroidir pendant 5 minutes. Ensuite, frottez les noisettes avec un torchon propre pour retirer la peau.

Étape 3: Utilisez un robot culinaire pour hacher parfaitement les noisettes.

Étape 4: Faites chauffer deux poêles à frire, versez l'huile de noix de coco dans une poêle et les pépites de chocolat dans l'autre jusqu'à ce qu'elles soient complètement fondues. Cela peut prendre jusqu'à 4 minutes et il faut remuer de temps en temps.

Étape 5: Une fois le chocolat fondu, ajoutez les noisettes hachées, le sirop d'érable et l'extrait de vanille et mettez le tout dans un bol.

Étape 6: *Pour préparer les crêpes,* utilisez un bol, mettez-y tous les ingrédients énumérés ci-dessus et assurez-vous que le mélange soit homogène.

Étape 7: enduire une poêle avec de l'huile de coco, mettre la cuisinière à feu moyen et ajouter 1/3 de tasse de pâte à crêpe. Cuire pendant 4 minutes, et retourner la crêpe a mi-cuisson (au bout de 2 minutes).

Étape 8: retirer la crêpe de la poêle et répéter l'opération avec le reste de la pâte à crêpes.

Étape 9: Pour assembler les crêpes, ajouter 2 cuillères à soupe de garniture à la noisette sur chaque crêpe, puis ajouter les tranches de fraises et enrouler la crêpe autour. Enfin, décorer la crêpe d'une autre cuillère de garniture aux noisettes, et la voilà prête à être servie !

Champignons, épinards et tomates frites

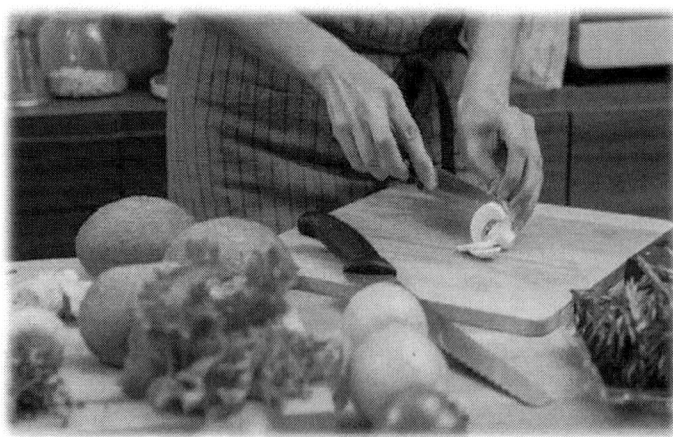

Les ingrédients :

- 2 cuillères à soupe d'huile d'olive.
- 1 cuillère à soupe de beurre.
- 3 grosses poignées de feuilles d'épinards.
- 5-6 champignons émincés.
- ½ cuillère à café de sel de mer.
- ½ oignon, coupé en tranches, peut être rouge ou jaune .
- 1 gousse d'ail, finement hachée.
- Tomates cerises, coupées en deux.
- Une pincée de noix de muscade.
- Jus de citron.
- Poivre noir.
- Écorce de citron.

Préparation :

Étape 1: *Allumez* la cuisinière à feu moyen-élevé et faites chauffer une grande poêle, ajoutez le beurre et l'huile d'olive.

Étape 2: Faites frire les champignons et les oignons pendant 6 minutes, ou jusqu'à ce qu'ils soient cuits et légèrement dorés.

Étape 3: Ajoutez le zeste de citron, l'ail et les tomates dans la poêle, assaisonnez avec la noix de muscade, le poivre noir et une pincée de sel.

Étape 4: poursuivez la cuisson pendant 2 minutes supplémentaires. Pendant ce temps, utilisez une spatule pour presser les tomates vers le fond de la poêle, en essayant de les briser légèrement.

Étape 5: Enfin, ajoutez les épinards et remuez doucement jusqu'à ce que les épinards soient réduits. Si nécessaire, ajoutez une autre pincée de sel et enfin, arrosez de jus de citron.

Ce petit-déjeuner riche et anti-inflammatoire peut être servi avec des œufs ou tout autre type de protéine.

Smoothie avocat, curcuma et gingembre

Ingrédients :

- 1 cuillère à soupe de gingembre fraîchement râpé.
- 1 cuillère à soupe de curcuma.
- ½ avocat.
- ¼ de tasse de lait d'amande.
- ¾ de tasse de lait de coco entier.
- 1 tasse - éventuellement un peu plus pour la texture - de glace pilée.
- Édulcorant naturel (si désiré).
- 1 cuillère à soupe de citron vert ou de citron jaune (selon votre préférence).

Préparation :

1) Placez les 6 premiers ingrédients dans le blender et mixez à faible vitesse. Eteignez et vérifiez que le smoothie soit bien homogène.
2) Ajoutez l'édulcorant et la glace pilée dans le blender et mettez-le en marche, mais cette fois à vitesse élevée. Eteignez-le à nouveau et vérifiez l'onctuosité du mélange .
3) Goûtez la douceur du smoothie et ajustez la saveur en fonction de vos goûts personnels.

Cette recette permet de réaliser deux smoothies à l'avocat. Vous pouvez ajouter une pincée de poivre noir en remplacement du curcuma. Il s'agit, bien entendu, d'une suggestion facultative.

Yaourt au pamplemousse, gingembre et curcuma

Si vous souhaitez ajouter une recette sucrée, mais sans sucre, à votre régime, c'est un excellent choix.

Les ingrédients utilisés contiennent des substances antioxydantes et anti-inflammatoires.

Ingrédients pour 1 personne

- 250 ml de yaourt nature.
- ½ gros pamplemousse.
- ½ cuillère à soupe de curcuma moulu.
- 1 gingembre.
- 1 cuillère à soupe de miel.
- De l'eau.
- Du sel.

Préparation :

1. Lavez bien le demi-pamplemousse et extrayez-en le jus. L'idéal est d'obtenir un demi-verre de liquide. Filtrez-le jus pour en retirer la pulpe et assurez-vous qu'il n'y ait pas de graines dans le liquide.
2. Nettoyez le gingembre, pelez-le et coupez-le en lamelles.
3. Placez le jus de pamplemousse, le gingembre, le yaourt naturel, le curcuma, le miel et un peu de sel dans un mixeur ou un robot ménager.
4. Mixez tous les ingrédients jusqu'à ce qu'il n'y ait plus de grumeaux et que le mélange ait une consistance homogène et lisse.
5. Goûtez et ajoutez plus de miel si vous voulez que le cocktail soit plus sucré. S'il est trop épais, ajoutez un peu de jus de pamplemousse ou de l'eau.
6. Il est préférable de servir le cocktail de suite : c'est le meilleur moment pour le déguster. De même, ceux qui préfèrent les boissons froides à celles à température ambiante peuvent ajouter des glaçons.

Ce yaourt peut être préparé pour le petit-déjeuner ou comme en-cas.

Smoothie ananas, curcuma et cannelle

Le curcuma a la capacité de réduire l'inflammation, mais peu de gens savent comment l'inclure dans leur régime alimentaire. Une façon de l'utiliser est de l'intégrer dans une boisson ou un cocktail.

Ingrédients pour 1 personne

- ¼ de cuillère à café de cannelle moulue.
- ¼ cuillère à soupe de curcuma moulu.

- $\frac{1}{3}$ tasse d'eau de coco.
- ½ tasse d'ananas frais.
- 1 tasse de mangue coupée en cubes.
- 2 cuillères à soupe de yaourt grec nature.

Préparation :

1. Coupez l'ananas, lavez-le et coupez-le en cubes.
2. Mélangez les morceaux d'ananas, les cubes de mangue et les autres ingrédients dans un mixeur.
3. Mettez le blender en marche et, au fur et à mesure que les ingrédients sont hachés, augmentez la puissance jusqu'au réglage le plus élevé.
4. Arrêtez le mixeur lorsque le mélange est lisse et à la bonne consistance d'un smoothie.
5. Grâce aux ingrédients utilisés, la boisson est tropicale et rafraîchissante, il suffit de la verser dans un verre et de la boire immédiatement.
6. Lorsque le smoothie tropical au curcuma est dans le verre, vous pouvez mettre de la noix de coco râpée au-dessus : c'est une combinaison délicieuse et saine.

Le smoothie tropical au curcuma est une boisson nutritive tout à fait agréable à consommer non seulement au petit-déjeuner, mais également à tout moment de la journée ! À vous de choisir le bon moment !

Déjeuners aux effets anti-inflammatoires

Avoir une alimentation de qualité, consommer des produits sains et frais, permet non seulement de prévenir les maladies, mais aussi de les contrôler. Par conséquent, la meilleure façon de protéger l'organisme de divers problèmes de santé est de recourir à des aliments ayant des effets anti-inflammatoires, comme le prouve la science. Les recettes suivantes sont des exemples de la manière dont on peut élaborer un menu pour profiter de déjeuners totalement sains.

Curry d'aubergines aux épinards et tomates

L'une des recettes de déjeuners anti-inflammatoires, savoureuse et d'une grande valeur nutritionnelle, est le curry d'aubergines, d'épinards et de tomates. Les produits méditerranéens qu'il contient lui confèrent une touche douce. Ce délicieux plat pour 4 personnes peut être servi avec un accompagnement de riz basmati et de pain naan.

Ingrédients :

- 2 aubergines.
- 2 tomates.
- 80 g d'épinards frais.
- 300 ml de bouillon de légumes.
- 75 g de concentré de tomates.
- 50 g d'huile de tournesol.
- 50 g de gingembre frais.
- 2 gousses d'ail.
- 1 oignon.
- 1 poivre de Cayenne.
- 10 g de garam masala.
- 10 g de cumin moulu.
- 10 g de coriandre moulue.
- 5g s de curcuma moulu.
- Du sel.
- Huile d'olive extra vierge.

Préparation :

Étape 1: Placez l'oignon pelé et haché, le gingembre frais pelé et épluché et les gousses d'ail dans un robot culinaire. Ajoutez le piment de Cayenne épépiné, le curcuma moulu, le garam masala, le cumin, le concentré de tomates, la coriandre et l'huile de tournesol. Arrêtez la machine lorsque vous obtenez une sauce homogène.

Étape 2: Lavez les aubergines et coupez-les en cubes d'environ 2 centimètres chacune, les tomates doivent être lavées puis coupées en 8 segments chacune, soit un total de 16 morceaux. Ensuite, c'est au tour des épinards d'être lavés.

Étape 3: Versez 2 cuillères à soupe d'huile d'olive extra-vierge dans une casserole de taille moyenne et faites chauffer sur la cuisinière, ajoutez immédiatement la sauce curry et les cubes d'aubergine. Remuez fréquemment et laissez cuire à feu doux pendant 10 minutes.

Étape 4 : Ajoutez le bouillon de légumes et laissez cuire pendant 30 minutes, puis ajoutez les tomates et laissez cuire pendant 10 minutes supplémentaires. Le dernier ingrédient à ajouter est l'épinard, qui doit être cuit pendant quelques minutes jusqu'à ce qu'il soit poché. Parsemez de coriandre fraîche et assaisonnez selon votre goût. Maintenant, il est prêt à être servi !

Chou-fleur rôti avec sa sauce au yaourt, aux épices et aux amandes

Ce délicieux plat est riche en fibres, ainsi qu'en graisses insaturées et en antioxydants, et la touche subtile d'huile d'olive extra vierge en fait un excellent choix pour se protéger des effets inflammatoires qui peuvent nuire à notre organisme. Servi à table, il peut être l'accompagnement idéal d'un burger végétal.

Ingrédients pour 2-4 personnes :
- 1 gros chou-fleur.
- 1 yaourt nature épais.
- 1 cuillère à soupe de graines de fenouil.
- 1 cuillère à soupe de curcuma moulu.
- 1 cuillère à soupe de graines de cumin.
- 1 cuillère à soupe de graines de coriandre.
- 100 g d'amandes effilées crues.
- ½ cuillère à soupe de graines de moutarde jaune ou noire.
- 2 clous de girofle.
- ½ cuillère à café de grains de poivre noir.
- ½ cuillère à soupe d'ail en poudre.
- ½ citron.
- Une pincée de paprika épicé.
- Huile d'olive extra vierge.
- Du sel.

Préparation :

Étape 1: Préchauffez le four à 160°C. Etalez les amandes sur une plaque de cuisson. Lavez et coupez le chou-fleur, en veillant à égoutter toute l'eau. Rajouter les épices aux amandes et enfourner pendant environ 5 minutes. Assurez-vous qu'ils ne brûlent pas.

Étape 2: à l'aide d'un pilon et d'un mortier, écrasez les épices grillées, puis ajoutez le paprika chaud et le curcuma moulu et mélangez jusqu'à obtenir une texture lisse. Placez le chou-fleur et les épices dans un grand plat, versez un peu d'huile d'olive et remuez doucement. Enfin, ajoutez une pincée de sel.

Étape 3: Étalez le tout sur une plaque de cuisson et faites-le cuire au four pendant 25 minutes, pendant lesquelles il est important de remuer régulièrement. Vérifiez qu'il est grillé à l'extérieur mais tendre à l'intérieur, laissez-le dans le four pendant encore 5 minutes, si nécessaire.

Étape 4: retirez du four et mélangez le yaourt liquide avec le jus de citron, un peu d'huile d'olive, du sel et du poivre, puis mixez jusqu'à obtenir une consistance crémeuse. Enfin, lavez et hachez finement le persil, servir avec le chou-fleur et ajoutez les amandes.

Le chou-fleur rôti avec une sauce épicée au yaourt et aux amandes peut être servi comme entrée, salade chaude ou froide, mais aussi comme accompagnement. À table, il se marie bien avec du poisson au four ou avec du riz.

Papillote de saumon et poire au gingembre

Pour donner du goût au saumon, rien de tel que de l'accompagner de gingembre et de légumes : cette combinaison donne un résultat succulent aux effets anti-inflammatoires et antioxydants. C'est pour cela que cette recette devrait faire partie de votre menu hebdomadaire, l'adopter vous aidera à obtenir un mode de vie sain.

Ingrédients pour 4 personnes :
- 4 beaux morceaux de saumon.
- 1 petit morceau de gingembre (environ 2 cm)
- 1 poireau.
- 2 carottes.
- 60 ml de vin de Porto.
- 60 ml de sauce teriyaki.
- 15 ml d'huile de tournesol ou de sésame.
- 4 étoiles d'anis.
- Poivre noir moulu.

Préparation :

Étape 1: Commencez par préchauffer le four à 180°C. Coupez les carottes, le gingembre et les poireaux en julienne.

Étape 2: Mettez une poêle sur la cuisinière à feu moyen, versez l'huile et faites frire les légumes jusqu'à ce qu'ils soient dorés.

Étape 3: divisez les légumes en quatre portions égales, découpez 4 feuilles de papier aluminium ou de papier sulfurisé, mais veillez à ce qu'elles fassent 30 x 40 cm. Sur chaque feuille de papier sulfurisé, mettez quelques légumes, le saumon avec du sel et du poivre, puis couvrez avec les autres légumes.

Étape 4: Dans chaque feuille ou paquet, ajoutez une cuillère à soupe de porto et de sauce teriyaki, ajoutez également une étoile d'anis. Enfin, après avoir assemblé et scellé votre paquet, mettez-le au four pendant 10 minutes.

Salade de raisins rouges et fromage de chèvre aux pignons

Il est scientifiquement prouvé que le raisin est riche en polyphénols, c'est pourquoi il est essentiel de l'inclure dans un régime anti-inflammatoire en raison de ses excellentes propriétés curatives. Pour tirer la meilleur partie de leur saveur et de leurs caractéristiques, il est idéal de les accompagner d'une source de graisses saines et d'ajouter d'autres ingrédients riches en antioxydants.

Ingrédients pour 2 personnes

- 12 raisins rouges.
- 150 g de germes et feuilles de sauge rouge.
- 20 g de fromage de chèvre, de préférence deux tranches.
- 20 g de pignons de pin.
- Vinaigre de cidre de pomme.
- Huile d'olive extra vierge.

Préparation :

1) Lavez et égouttez d'abord très bien la sauge et les pousses, puis lavez, séchez et coupez les raisins en tranches.
2) Disposer la sauge rouge et les germes assortis comme base dans des récipients individuels et compléter avec des pignons de pin et des raisins.
3) Chauffez une plaque de cuisson à feu vif et coupez le fromage de chèvre en tranches, de préférence d'environ 4 cm d'épaisseur.
4) Après avoir grillé le fromage de chèvre, placez-le sur la salade et assaisonnez-le selon votre goût. Une vinaigrette légèrement acide peut être utilisée pour contraster le goût, car cette salade a une saveur légèrement sucrée.

Salade orientale

L'association de noix et de raisins noirs dans un même plat, ainsi que d'une variété de légumes et de fruits, apporte une richesse de substances anti-inflammatoires à cette salade de style oriental. Cette préparation savoureuse est très facile à réaliser et constitue un accompagnement idéal pour un délicieux déjeuner.

Ingrédients :

- 1 grappe de raisins noirs.

- 2 courgettes.
- 2 carottes.
- 1 céleri.
- 1 oignon nouveau.
- 1 pomme.
- 2 cuillères à soupe de sauce soja.
- 1 cuillère à soupe d'huile d'olive extra vierge.
- 30 g de noix décortiquées.
- Le jus d'un ½ citron.
- Sel et poivre pour l'assaisonnement.

Préparation :

1) La première étape consiste à nettoyer, laver et couper en bâtonnets les carottes, les oignons et les courgettes.
2) Faites chauffer l'huile dans une poêle à feu moyen et faites revenir les carottes et les oignons pendant 5 minutes, puis ajoutez les courgettes et poursuivez la cuisson pendant 3 minutes supplémentaires, en salant selon votre goût.
3) Versez la sauce soja et le jus de citron dans la poêle, remuez doucement et faites cuire pendant une autre minute. Retirez ensuite la poêle du feu, mais gardez-la au chaud.
4) Lavez la pomme et coupez-la en morceaux sans le trognon, appliquez la même procédure aux raisins en les coupant en deux et en enlevant les pépins.
5) Les deux fruits doivent être mélangés au contenu de la casserole et placés dans un récipient approprié, tel qu'un saladier. Enfin, hachez les noix et répartissez-les sur toute la préparation.

Servir cette salade délicieuse et saine avec du pain complet que vous aurez frotté avec une gousse d'ail pour en rehausser le goût !

Faux couscous de brocoli avec œufs, au curcuma

Ce plat est riche en produits qui agissent comme anti-inflammatoires et est idéal comme plat d'accompagnement. La base de cette recette est assez simple et très facile à préparer, mais le plus important est la contribution saine qu'elle apporte à l'organisme. Les instructions suivantes sont destinées pour en faire un plat pour une seule personne.

Ingrédients :

- 1 œuf.
- 1 petit brocoli.

- 2 petites cuillères de curcuma moulu.
- 1 cuillère à café de graines de carvi.
- 1 morceaux de gingembre frais.
- 1 cuillère à café de graines de carvi.
- 1 petite gousse d'ail.
- 5 ml de jus de citron.
- 5 ml de vinaigre de xérès.
- zeste d'un citron (facultatif)
- Huile d'olive extra vierge.
- Sel et poivre noir.
- Thym séché au goût.

Préparation :

Étape 1: Coupez les feuilles et les fleurettes des brocolis, puis lavez-les délicatement et laissez-les s'égoutter. Après les avoir fait sécher, on peut les hacher dans un robot ménager, mais on peut aussi les râper ou les hacher au couteau. L'important est que le résultat soit une texture très fine et granuleuse, comme un vrai couscous.

Étape 2: Placez une poêle antiadhésive sur la cuisinière à feu moyen pour faire légèrement griller les graines de cumin et de carvi.

Étape 3: ajoutez un peu d'huile dans la poêle et ajoutez le gingembre râpé et la gousse d'ail hachée, en remuant jusqu'à ce qu'ils commencent à brunir. Tout en remuant, ajoutez le thym ainsi que le brocoli préalablement haché et ses grandes feuilles.

Étape 4: Faites frire pendant 1 minute, en ajoutant le jus de citron et le vinaigre, mais en remuant constamment. Ajoutez du sel et du poivre et faites cuire quelques minutes de plus à feu vif pour obtenir la consistance désirée. Il est important de le garder chaud même après avoir éteint la cuisinière.

Étape 5 : Pour cuire l'œuf poché, versez une grande quantité d'eau dans une casserole et ajoutez 2 cuillères à soupe de curcuma, en remuant bien jusqu'à dissolution complète. Placez l'œuf dans la casserole lorsque l'eau est sur le point de bouillir, retirez-le après 4-8 minutes, selon votre goût personnel concernant la cuisson de l'œuf.

Étape 6 : Salez au moment de servir le « couscous » en plaçant l'œuf frais poché sur le dessus. Pour assaisonner, ajouter une pincée de poivre noir fraîchement moulu.

L'un des avantages de cette recette est sa polyvalence, car elle peut être utilisée comme entrée, avec du poisson, de la viande ou des légumes secs.

Bimi avec miso, ail noir et gingembre

Le bimi est un légume semblable au brocoli, mais les fleurons sont plus petits et les tiges sont fines et longues. Il peut être utilisé dans une recette rapide et saine. Le miso, quant à lui, se caractérise par son extraordinaire capacité de fermentation, un aspect essentiel qui favorise la microbiote intestinale.

Ingrédients pour 2 personnes :
- 400 g de bimi.
- 5 g de gingembre frais.
- 5 ml de miso rouge ou blanc.
- 50 ml de jus d'orange frais.
- 2 gousses d'ail noir.
- Huile d'olive extra vierge.
- Poivre noir fraîchement moulu.
- Du sel.
- 2 ml d'huile de sésame (facultatif).

Préparation :

1) Faites chauffer une poêle sans huile sur la cuisinière à feu moyen pour faire griller les graines de sésame, en attendant qu'elles commencent à éclater. Il est très important de s'assurer qu'elles ne collent pas, puis de les retirer et **les mettre de côté**.

2) Si vous avez un très grand bimi, vous pouvez le couper en deux. Le laver très bien. Le gingembre frais doit être lavé, pelé et coupé en tranches, et enfin les gousses d'ail noir doivent être hachées.

3) Choisissez un bol de bonne taille et ajoutez le jus d'orange, la sauce soja, l'huile de sésame et le miso. Bien mélanger, puis ajoutez le gingembre et les gousses d'ail.

4) Versez un peu d'huile d'olive sur une plaque antiadhésive ou une poêle, puis placez le bimi dessus. Assaisonnez avec du sel et du poivre et augmentez le feu de la cuisinière pour faire sauter les bimis pendant deux minutes, ou jusqu'à ce qu'ils commencent à changer de couleur. Poursuivre la cuisson à feu moyen et ajoutez un demi-verre d'eau. Laisser cuire doucement pendant cinq minutes.

5) Ajoutez le mélange de miso dans la poêle et mélangez le tout, puis couvrez hermétiquement pour qu'ils cuisent ensemble pendant quelques minutes à feu moyen, en attendant que le bimi soit juste à point. Pour éviter qu'il se colle au fond de la casserole, on peut ajouter un peu d'eau, seulement si nécessaire.

6) Au moment de servir, ajoutez les graines de sésame et quelques gouttes d'huile de sésame

(facultatif).

La polyvalence de ce plat lui permet d'être utilisé comme accompagnement de viande ou de poisson.

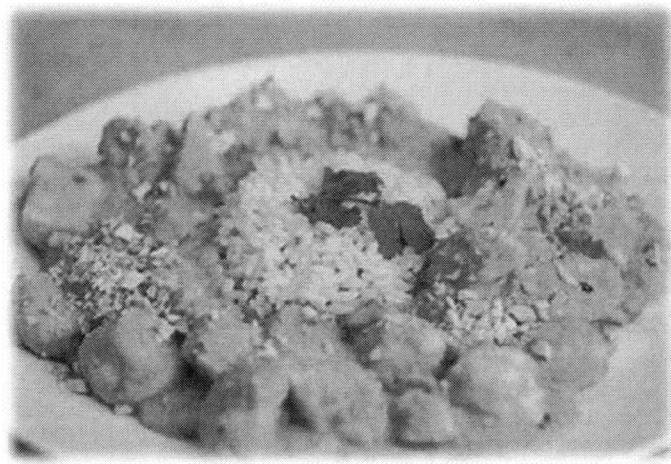

Poulet au beurre de cacahuètes et au curcuma

Une alternative idéale pour profiter d'un délicieux repas anti-inflammatoire est le poulet au beurre de cacahuètes et au curcuma. L'incorporation de cette recette facile dans votre menu hebdomadaire peut contribuer à prévenir certaines maladies qui affectent l'organisme, notamment celles liées à des processus inflammatoires graves. Faites le plein de protéines !

Ingrédients:
- 2 filets de poulet.
- 150 ml de lait de coco.
- 1 gousse d'ail.
- 1 pincée de curcuma.
- 2 cuillères à soupe de beurre de cacahuètes
- 1 pincée de piments.
- Sauce tomates.
- Sel et poivre.

Préparation :

Étape 1 : Commencer par hacher finement l'ail. Ensuite, découper le poulet en cubes.

Étape 2 : Faire revenir l'ail et le poulet dans une poêle chaude avec un peu d'huile jusqu'à que le tout soit doré (environ 2 minutes). Verser le lait de coco dans la poêle.

Étape 3 : Ajouter le beurre de cacahuètes (vous pouvez ajuster la quantité selon vos goûts) puis les épices, le sel et le poivre. Remuer. Si la consistance est trop épaisse ou pâteuse, vous pouvez rajouter de l'eau.

Étape 4 : Faire revenir à feu doux en remuant régulièrement pour finir la cuisson du poulet et avoir une belle sauce.

Servir avec du riz. Pour la présentation, vous pouvez ajouter des cacahuètes par-dessus ainsi que de la coriandre et des rondelles de citron vert.

Nouilles au poulet, piment et gingembre

Pour protéger l'organisme et le maintenir en bonne santé, rien de tel que d'inclure dans son alimentation quotidienne des aliments possédant ces propriétés curatives.

Ingrédients pour 4 personnes :
- 200 g de blanc de poulet désossée.
- 160 g de pâtes.
- 90 g de sauce soja.
- 80 g de piment
- 10 g d'amidon de maïs.
- 1 litre de bouillon de légumes.
- 45 ml d'huile de tournesol.
- 30 ml de vinaigre de riz.
- 30 ml de vin blanc.
- 8 champignons.
- du gingembre moulu.

Préparation :
1) Préparez tous les ingrédients à l'avance de façon à ce qu'ils soient prêts en même temps: coupez le poulet en dés, hachez le piment finement, pelez et râpez le gingembre et coupez les champignons en tranches après les avoir nettoyés à l'aide d'un chiffon humide.
2) Faites chauffer le bouillon de légumes sur la cuisinière, puis placez une casserole d'eau pour faire cuire les nouilles selon le temps indiqué par le fabricant. Lorsque vous les retirez de l'eau, égouttez-les bien. Disposez les nouilles dans 4 assiettes creuses et arroser d'un peu d'huile de tournesol.

3) Versez deux autres cuillères à soupe d'huile dans un wok et faites chauffer à feu moyen, puis ajoutez le piment haché et le gingembre râpé. Après 1 minute, ajoutez le poulet et faites-le sauter pendant 2 minutes supplémentaires.

4) Attendez que le poulet commence à dorer puis ajoutez le vin et faites-le cuire jusqu'à ce qu'il s'évapore (généralement au bout de 2 à 3 minutes). Ajoutez immédiatement le bouillon de légumes, porter à ébullition et enfin ajouter le vinaigre de riz, les champignons et la sauce soja.

5) Pour obtenir une bonne consistance, diluez la maïzena dans 2 cuillères à soupe d'eau et versez-la dans le wok. Portez à ébullition à feu doux pour épaissir légèrement, puis ajoutez les germes de soja et remuez doucement. Une fois le feu éteint, versez les nouilles dans les bols à soupe, prêts à servir !

Salade de pommes de terre au saumon chaud et aux herbes fraîches

Dans certaines préparations culinaires, le saumon est souvent utilisé sous différentes présentations, cru ou fumé, pour préparer des salades. Certains le préfèrent également cuit pour obtenir une texture et une saveur différentes, notamment en ajoutant une sauce aux agrumes et aux herbes fraîches pour alléger le goût gras de ce poisson délicieux et sain.

Ingrédients pour 2 personnes :
- 2 filets de saumon.
- 6 à 8 pommes de terre, selon la taille.
- 4 tomates poires.
- 1 citron.
- Jus de citron vert
- Légumes selon le goût.
- Persil frais.
- Du basilic frais.
- Ciboulette fraîche.
- Huile d'olive extra vierge.
- Vinaigre de cidre de pomme.
- Sel et poivre noir.

Préparation :
1) Nettoyez le saumon en enlevant de la peau les arêtes éventuelles, puis coupez-le en morceaux. Versez le jus de citron, une pincée de poivre noir et une poignée de persil frais. Laissez reposer pendant quelques minutes.

2) Faites cuire les pommes de terre à la vapeur, en veillant à ce qu'elles ne soient pas trop cuites. Il est important de les laisser refroidir avant de les utiliser.

3) Lorsque les pommes de terre sont prêtes, coupez-les de la même taille que les morceaux de saumon (selon les goûts personnels, les pommes de terre peuvent être épluchées ou non). Hachez l'oignon, quelques feuilles de basilic et le persil, puis ajoutez le jus de citron vert, le vinaigre de cidre de pomme à votre goût et l'huile d'olive; mélangez le tout, y compris les pommes de terre.

4) Mettre un peu d'huile d'olive dans une poêle antiadhésive ou une plaque de cuisson et faites chauffer à feu vif pour faire dorer le saumon pendant 5 minutes maximum.

5) Enfin, retirez le saumon du feu, dressez les assiettes de service et disposez les tomates coupées. Si vous le souhaitez, ajoutez d'autres herbes et un peu de jus de citron directement sur le saumon.

Blanc de poulet mariné à l'ail, au curcuma et au gingembre

Cette recette contient une petite astuce pour profiter d'une viande de poulet juteuse. Outre les propriétés anti-inflammatoires des produits d'accompagnement, le secret réside dans la cuisson.

Ingrédients pour 2 personnes
- 2 blancs de poulet.
- 1 cuillère à soupe de gingembre frais râpé, sans la peau.
- 4 gousses d'ail épluchées.
- 1 cuillère à café de curcuma moulu.
- 25 ml d'huile d'olive extra vierge (vous devrez peut-être en utiliser un peu plus).
- 25 ml de jus de citron.
- ¼ de cuillère à café de paprika piquant.
- Persil frais ou coriandre.
- ½ cuillère à soupe de cumin ou de coriandre moulu.
- Menthe fraîche (facultatif).
- Du sel.

Préparation :

Étape 1: râpez finement le gingembre et les gousses d'ail (si elles sont très grosses, n'en utilisez que 3). En même temps, lavez, égouttez et hachez finement les herbes fraîches jusqu'à obtenir ½ cuillère à café de chacune.

Étape 2: Mélangez les feuilles finement hachées avec l'huile d'olive, le jus de citron, le paprika piquant, la coriandre moulue, le curcuma et une pincée de sel.

Étape 3: Les blancs de poulet doivent être bien séchés, à l'aide de papier absorbant. Plongez-les ensuite complètement dans le mélange obtenu à l'étape précédente, en veillant à ce qu'ils soient bien immergés.

Étape 4: couvrez-les hermétiquement, en utilisant un récipient avec un couvercle ou un sac à fermeture éclair. Ensuite, placez-les au réfrigérateur pendant environ 2 heures, afin qu'ils absorbent toute la substance du mélange. Avant de les cuire, sortez-les et laissez-les à température ambiante pendant un moment.

Étape 5: Placez une poêle antiadhésive sur feu vif ; lorsqu'elle est très chaude, versez une cuillère à soupe d'huile d'olive pour couvrir tout le fond. Baissez ensuite la flamme à feu moyen et ajoutez le poulet et le faire cuire pendant 1 à 2 minutes, sans le toucher.

Étape 6: Retournez les morceaux de poulet et cuire pendant 2 minutes supplémentaires pour les faire dorer complètement, puis réduisez le feu à faible intensité et couvrez la poêle pendant 10 minutes supplémentaires pour maintenir la cuisson. Retirez du feu et attendez 10-15 minutes avant de retirer le couvercle.

Étape 7: Vérifiez que les blancs de poulet soient cuits à l'intérieur en faisant une légère entaille dans le morceau le plus épais; vous pouvez également mesurer la température à l'aide d'un thermomètre numérique (il doit indiquer 75º C). Retirez le poulet pour servir et ajoutez d'autres herbes hachées au plat et le résidu de la sauce dans la poêle.

Le blanc de poulet peut être servi comme plat principal accompagné du riz brun ou basmati.

Salade de pois chiches au thon et tomates

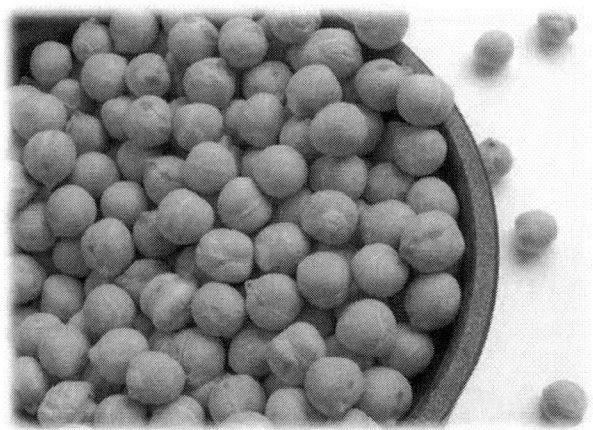

Inclure des légumineuses et du poisson avec des graisses saines est l'un des meilleurs moyens de prendre soin de l'organisme et d'éviter les inflammations chroniques. C'est précisément l'objectif de cette salade.

Ingrédients pour 4 personnes :

- 250 g de de thon en conserve.
- 300 g de pois chiches cuits en conserve.
- 200 g de trois variétés de tomates cerises.
- 90 ml d'huile d'olive extra vierge.
- 30 ml de vinaigre de vin blanc.
- 20 olives noires.
- 6 radis.
- 2 cuillères à soupe de moutarde de Dijon.
- 1 cuillère à soupe de miel.
- 1 céleri.
- 1 oignon rouge.
- Poivre et sel à volonté.
- Thym frais au goût.

Préparation :

Étape 1: égouttez et bien rincez les pois chiches, faites de même pour le thon pour éliminer l'huile contenue dans la boîte.

Étape 2: Lavez et coupez en tranches l'oignon, la branche de céleri, les tomates cerises coupées en deux et les radis.

Étape 3: Mélangez le thon avec les pois chiches et les légumes dans un saladier, mélangez bien et ajoutez du sel et du poivre selon votre goût.

Étape 4: Pour préparer la vinaigrette, ajoutez le vinaigre, la moutarde et le miel et mélangez jusqu'à ce que tout soit bien homogène. Ajoutez l'huile et versez la vinaigrette sur la salade, en dispersant le thym comme touche finale.

Un plat nutritif, riche en effets anti-inflammatoires, mais aussi très facile et rapide à préparer !

Salade de quinoa, haricots noirs et légumes

Manger des aliments frais et sains aide l'organisme à bien fonctionner, surtout si on consomme des aliments riches en antioxydants et aux propriétés anti-inflammatoires.

Ingrédients pour 2 personnes :
- 100 g de quinoa.
- ⅓ tasse de haricots noirs.
- 1 petit avocat.
- 1 épi de maïs.
- 1 tomate moyenne.
- Le jus d'un demi-citron.
- du sel au goût.

Préparation :
1) La préparation de cette recette doit commencer la veille en faisant tremper les haricots noirs dans de l'eau afin qu'ils ne soient pas exposés au feu trop longtemps. Pour la cuisson, les haricots doivent être bouillis dans une casserole avec beaucoup d'eau jusqu'à ce qu'ils soient très tendres.
2) Rincez le quinoa deux fois à l'eau froide et frottez-le avec vos mains pour éliminer les saponines qui recouvrent la graine. Après le rinçage, faites bouillir pendant 15-20 minutes, en attendant que les graines éclatent. Ensuite, versez dans une passoire et laissez refroidir à côté des haricots.
3) Placez l'épi de maïs (préalablement cuit) dans un bol, ajoutez le quinoa cuit et les haricots noirs. Lavez la tomate, coupez-la en dés et ajoutez-la à l'avocat déjà coupé en dés.
4) Versez le jus de citron et salez avat de servir.

Un déjeuner idéal grâce à la quantité élevée de glucides complexes, de protéines végétales, de fibres et de graisses saines, complétée par des vitamines B, de la vitamine C, du carotène et du potassium.

Curry de brocoli aux lentilles rouges

Lorsque vous pensez à un repas délicieux, sain et facile à préparer, la première chose qui vous vient à l'esprit est un curry végétarien de lentilles rouges avec du brocoli. Il suffit d'ajouter quelques assaisonnements supplémentaires pour obtenir un repas plein de saveur et de texture sans pareil.

Ingrédients pour 2 personnes :
- 150 g de lentilles rouges.
- 2 à 3 cuillères à café de curry moulu.
- 1 brocoli.
- Environ 350 ml de bouillon de légumes.
- 15 ml de jus de citron.

- 1 cuillère à café de curcuma moulu.
- 1 tomate.
- 1 gousse d'ail épluchée.
- 1 feuille de laurier.
- Huile d'olive extra vierge.
- Yaourt à faible teneur en matières grasses (ou crème fraîche).
- Amandes grillées, hachées ou émincées.
- Coriandre fraîche.
- Sel au goût.

Préparation :

1) Coupez les extrémités du brocoli, lavez-le et égouttez-le bien jusqu'à ce qu'il soit sec (les plus grandes tiges et les pédoncules peuvent être réservés pour une autre recette). Faites cuire à la vapeur pendant 4-5 minutes au micro-ondes ou sur la cuisinière. Hachez la gousse d'ail.

2) Versez un filet d'huile d'olive dans un wok de taille moyenne ou une poêle antiadhésive et faites chauffer à feu doux, puis ajoutez le curcuma, l'ail, la feuille de laurier et le curry en poudre jusqu'à ce qu'ils commencent à parfumer. Ajoutez un peu d'eau pour éviter qu'il ne brûle.

3) Incorporez la tomate et écrasez-la avec une spatule, pendant ce temps, attendez 2 minutes pour que le niveau d'eau diminue.

4) Ajoutez les lentilles et une pincée de sel pour assaisonner, remuez bien puis couvrez de bouillon de légumes et portez à ébullition. Réduisez ensuite le feu à faible intensité et poursuivez la cuisson pendant 10 minutes, en gardant le couvercle.

5) Enfin, ajoutez le brocoli et, si nécessaire, un peu plus d'eau ou de bouillon de légumes. Attendez quelques minutes de plus jusqu'à ce que le temps de cuisson souhaité soit atteint.

Au moment de servir le plat sur la table (tiède ou chaud), ajoutez les amandes, les deux cuillères de yaourt nature et la coriandre hachée.

Maquereau grillé avec salade crémeuse de betteraves et de gingembre

Une recette riche en couleurs et en saveurs est présentée dans ce plat rempli d'éléments sains, en particulier le maquereau, car c'est l'un des poissons gras les plus riches en oméga-3.

Ingrédients pour 2 personnes :
- 2 maquereaux nettoyés et filetés.
- 1 petit gingembre frais.
- 1 betterave cuite.

- 1 citron.
- 1 petite botte de coriandre fraîche
- 40 ml de yaourt grec, de fromage frais fouetté ou de crème double. (Facultatif)
- 5 ml de moutarde de Dijon.
- Mâche ou une autre feuille verte mais tendre.
- Huile d'olive extra vierge.
- Poivre noir moulu et sel

Préparation :

1) Pour la salade de betteraves, qui peut être préparée à l'avance, il est essentiel d'égoutter toute l'eau de cuisson, de bien sécher les betteraves avec du papier absorbant et de les couper en morceaux. De la même manière, lavez, séchez et hachez la coriandre; faites de même avec le gingembre, mais râpez-le ou hachez-le finement.

2) Il faut mélanger tous les ingrédients énumérés ci-dessus dans un bol et verser la moitié du jus de citron, ajouter le yaourt, la moutarde et bien mélanger. Assaisonnez en ajoutant du sel et du poivre selon votre convenance, en ajustant les ingrédients et l'onctuosité.

3) Les maquereaux doivent être nettoyés (il est préférable de les acheter ainsi chez le poissonnier) et séparés en deux filets chacun. Avant de les cuisiner, lavez-les bien et enlevez les éventuelles nageoires restantes, puis rincez-les délicatement à l'eau froide, séchez-les doucement et assaisonnez-les légèrement selon votre goût.

4) Placez une poêle antiadhésive ou une plaque de cuisson sur la cuisinière à feu moyen-élevé, arrosez d'huile d'olive et faites cuire les filets de maquereau d'abord du côté de la peau. À l'aide d'une spatule, retournez-les et faites-les cuire de l'autre côté pendant 2 minutes supplémentaires.

5) Assaisonnez les filets avec le reste du jus de citron, surtout du côté chair, puis disposez les filets sur des assiettes de service avec la salade. La peau des filets doit être orientée vers le haut. Garnissez l'assiette avec la mâche ou d'autres légumes, si vous le souhaitez, vous pouvez ajouter de la coriandre fraîche.

Servez ce plat délicieux et savoureux avec un bon pain complet ou avec du riz complet !

« Spaghetti » de courgettes avec champignons sautés

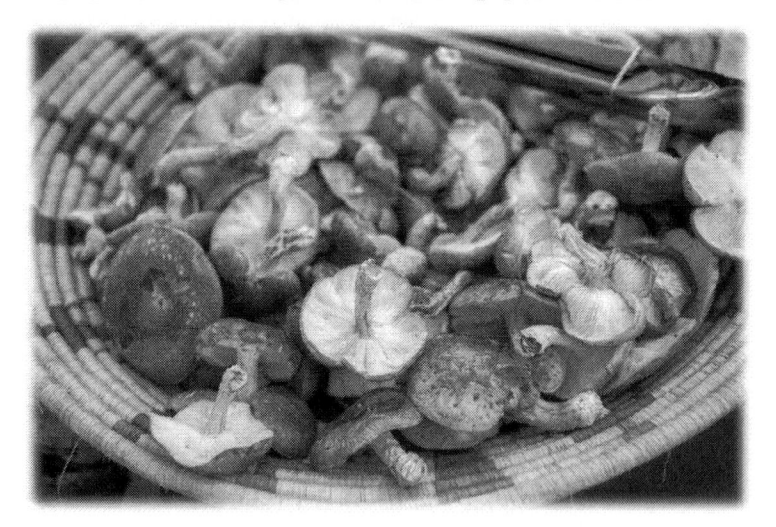

Les champignons sont des aliments très sains car ils sont riches en eau, en fibres et en protéines de haute qualité. De plus, ils ajoutent une saveur délicieuse à n'importe quelle recette!

Ingrédients pour 4 personnes
- 400 g de champignons, tels que les shiitakes.
- 1 oignon rouge.
- 1 gousse d'ail.
- 2 courgettes.
- 4 œufs.
- 4 cuillères à soupe d'huile d'olive.
- 7 tiges de ciboulette.
- Sel et poivre.

Préparation
1. Lavez les courgettes. Coupez les courgettes en lanières longues et fines pour en faire des spaghettis.
2. Faites bouillir de l'eau salée et cuire les courgettes pendant 2 minutes. Une fois retirées de l'eau, égouttez-les et plongez-les dans de l'eau froide pendant quelques secondes, puis égouttez-les à nouveau et mettez-les de côté.
3. Faites chauffer 2 cuillères à soupe d'huile d'olive dans une poêle. Pendant ce temps, épluchez l'oignon, coupez-le en lamelles et faites-le revenir à la poêle pendant 8 minutes à feu doux. Ajoutez ensuite la courgette, assaisonnez-la de sel et de poivre, faites-la sauter pendant quelques minutes et ajoutez la moitié de la ciboulette hachée.

4. Hachez les champignons, pelez la gousse d'ail et hachez-la. Faites sauter les champignons dans une poêle avec le reste de l'huile d'olive préalablement chauffée. Remuez à feu doux jusqu'à ce qu'ils ramollissent.
5. Battez les œufs et salez-les. Versez-les ensuite dans la poêle avec les champignons et remuez jusqu'à ce qu'ils soient cuits.
6. Un emporte-pièce peut être utilisé pour dresser une belle assiette. Une fois dans l'assiette, répartissez les spaghettis comme si vous faisiez un petit nid. Ajoutez ensuite l'œuf brouillé avec les champignons et éparpillez dessus le reste de la ciboulette hachée.

Cette recette est idéale pour le déjeuner ou le dîner - de plus elle est facile à préparer.

Timbale de sarrasin, pois et tomates aux germes

Les petits pois contiennent des protéines et de la chlorophylle, un composant qui prévient l'inflammation. Ils sont également antioxydants et peuvent être inclus dans un régime anti-inflammatoire.

Ingrédients pour 4 personnes
- 800 ml d'eau.
- 15 g de germes de légumes (au choix, à condition d'être frais).
- 200 g de petits pois.
- 400 g de sarrasin.
- 1 grosse tomate.
- 2 grosses carottes.
- Origan, paprika et curcuma.
- Huile d'olive extra vierge.
- Sel et poivre.

Préparation
1. Faites cuire le sarrasin et laissez-le refroidir.
2. Lavez la carotte, épluchez-la et coupez-la en gros carrés. Procédez de la même manière avec la tomate.
3. Faites chauffer de l'huile d'olive extra vierge dans une poêle et faites-y cuire la carotte. Lorsqu'elle est tendre, retirez-la et mettez-la de côté. Répétez l'opération avec la tomate.
4. Mettez de l'eau salée dans une casserole et ajoutez les petits pois pour les faire cuire. Retirez seulement 100 g de petits pois pour les saler, les poivrer et les faire sauter dans l'huile d'olive.
5. Prenez le sarrasin et divisez-le en 3 parties égales à écraser, une avec la tomate, une avec la

carotte et une avec les petits pois. Ajoutez du sel, du poivre et un filet d'huile d'olive aux 3 portions.
6. Assaisonnez les préparations de sarrasin. Ajoutez du paprika à la partie tomate, du curcuma à la partie carotte et de l'origan à la partie pois. Remuez et mettez de côté.
7. Disposer dans un emporte-pièce et ajouter une couche de chaque mélange de sarrasin. Pour finir, décorer avec les germes et les 100 g de pois restants.

Cette timbale est une préparation originale pour le déjeuner et peut être accompagné d'une garniture selon votre choix.

Crème de chou-fleur au curcuma

Le curcuma a des propriétés anti-inflammatoires et antioxydantes, régule le cholestérol et améliore la digestion. Il peut être utilisé pour faire une crème onctueuse au goût doux.

Ingrédients pour 4 personnes
- 1 chou-fleur de taille moyenne.
- 1 navet moyen.
- 1 morceau de gingembre d'environ un centimètre.
- 1 oignon.
- 2 gousses d'ail.
- Huile d'olive.
- Poudre de curcuma.
- Muscade râpée.
- Poivre noir moulu.
- Ciboulette
- Champignons shiitake.

Préparation de la recette :
1. Hachez le gingembre, l'oignon et les gousses d'ail. Il n'est pas nécessaire de les couper en très petits morceaux, car ils seront écrasés plus tard.
2. Mettez un peu d'huile d'olive dans une casserole pour recueillir les ingrédients hachés. Puis ajoutez un peu de sel.
3. Nettoyez, épluchez et coupez le navet et ajoutez-le dans la poêle. Laissez cuire pendant quelques minutes.
4. Séparez les bouquets de chou-fleur et ajoutez-les dans la poêle avec la noix de muscade, le

poivre noir et la poudre de curcuma.
5. Ajouter de l'eau pour couvrir, et laisser mijoter pendant environ 20 minutes.
6. Lorsque les ingrédients de la cocotte sont prêts, retirez-les du liquide et mixez-les avec un blender ou un mixeur. Ne jetez pas le liquide, mais gardez-en un peu de côté.
7. Mixez la préparation et, si nécessaire, ajoutez le liquide réservé jusqu'à obtenir la consistance souhaitée.
8. Faites chauffer un peu d'huile d'olive dans une poêle pour faire sauter les champignons shiitake. Salez les champignons dans la poêle. Incorporer également la ciboulette.
9. Ajoutez au velouté les champignons et la ciboulette et servir.

Si vous le souhaitez, le velouté peut être accompagné de nouilles pour un déjeuner nutritif.

Salade de chou-fleur, noix et pommes

Les pommes offrent des avantages anti-inflammatoires, parce qu'elles fournissent des fibres alimentaires et riches en flavonoïdes, comme les anthocyanidines et la quercétine.

Ingrédients pour 4 personnes

- 1 tête de chou-fleur coupée en petits morceaux.
- 2 pommes, coupées en dés.
- 3 cuillères à soupe de vinaigre de vin blanc.
- 3 cuillères à soupe d'huile d'olive extra vierge.
- 1 cuillère à soupe de moutarde de Dijon.
- 1 botte de persil haché.
- Raisins secs.
- Noix.

Préparation :

1. Dans un grand saladier, mettez l'huile d'olive extra vierge, le vinaigre de vin blanc et la moutarde de Dijon.
2. Maintenant, fouettez ensemble l'huile, le vinaigre et la moutarde jusqu'à ce qu'ils soient bien

incorporés. Ajoutez ensuite un peu d'assaisonnement et fouettez à nouveau.

3. Ajoutez les cubes de pommes, le chou-fleur, la poignée de raisins secs et le bouquet de persil et mélangez délicatement.

4. Avant d'ajouter les noix, faites-les griller dans une poêle. Lorsqu'elles sont bien grillées, hachez-les grossièrement au couteau et versez-les dans le bol avec les autres ingrédients.

La salade de chou-fleur, noix et pommes est rapide à préparer et incorpore différentes saveurs et textures dans un seul plat, ce qui donne une salade délicieuse.

Chili d'haricots au quinoa et aux haricots noirs

Lorsque vous préparez le chili en utilisant les ingrédients et la méthode décrite ci-dessous, vous obtiendrez un aliment riche en protéines et faibles en calories.

Ingrédients pour 4 personnes

- 600 ml de bouillon de légumes.
- 400 g d'haricots noirs en conserve.
- 400 g de tomates en conserve.
- 200 g de quinoa.
- 2 gousses d'ail, écrasées.
- 1 piment rouge, haché.
- 1 oignon, haché.
- 1 petit avocat, coupé en tranches.
- Huile d'olive (de préférence un spray à l'huile d'olive).
- 2 cuillères à soupe de cumin moulu.
- 1 cuillère à soupe de paprika fumé chaud.
- Feuilles de coriandre.

Préparation :

1. Faites chauffer un peu d'huile d'olive dans une poêle et faites cuire l'oignon, le piment rouge et les gousses d'ail jusqu'à ce qu'ils soient tendres.

2. À ce stade, ajoutez le reste des épices et laissez tout s'incorporer et cuire.

3. Ajoutez ensuite le quinoa, les tomates coupées, les haricots noirs et le bouillon de légumes. Remuez brièvement, mettez le couvercle sur la casserole et laissez mijoter.

4. Réglez le feu à doux et laissez mijoter pendant 30 minutes ou jusqu'à ce que la sauce épaississe et que le quinoa soit tendre.

5. Garnissez ce plat très sain de tranches d'avocat et de feuilles de coriandre.

Le chili au quinoa et aux haricots noirs peut être accompagné d'une variété d'options, du riz et de la salade aux nachos par exemple.

Salades de patates douces, betteraves et noix

La patate douce et la betterave ont toutes deux des propriétés anti-inflammatoires. Dans le cas de la betterave, le composé qui aide à réduire l'inflammation est la bétaïne.

Ingrédients pour -4 personnes

- 1 kg de patate douce coupée en tranches d'environ 1 centimètre d'épaisseur.
- 250 g de betteraves cuites et coupées en cubes.
- 120 g de chou.
- 50 g de noix de Grenoble.
- 60 ml de vinaigrette balsamique.
- 2 cuillères à soupe d'huile d'olive.
- 2 gousses d'ail.

Préparation :

1. Préchauffez le four à 200°C.

2. Dans un récipient adapté au four, ajoutez l'huile d'olive, les gousses d'ail hachées et les tranches de patate douce.

3. Placez le récipient dans le four préchauffé et faites cuire pendant 40 minutes ou jusqu'à ce que les morceaux de patate douce soient tendres.

4. Lorsque les morceaux de patate douce sont tendres, ajoutez les noix dans le plat et faites-les griller pendant 5 minutes supplémentaires.

5. En sortant le plat du four, laissez la préparation reposer pendant 20 minutes.

6. Transférez la préparation avec la patate douce, l'ail et les noix dans un bol et ajoutez la betterave et le mélange de feuilles de chou. Mélangez bien le tout.

7. Avant de servir, arrosez la salade avec la vinaigrette et servir.

Cette recette peut être utilisée comme garniture pour vos plats principaux sains.

Thon sauce curry à la mangue

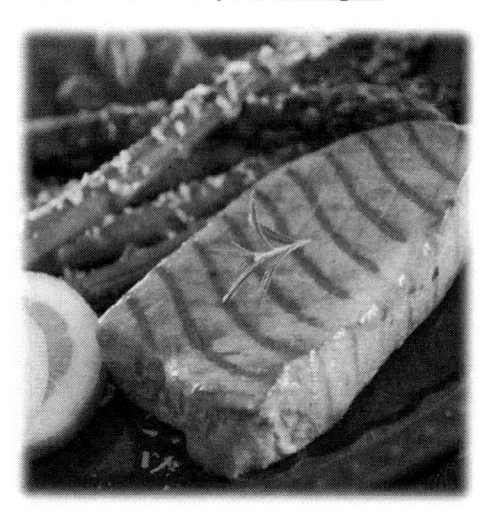

L'un des aspects qui rendent une sauce agréable au goût est sa couleur, et les mangues mûres contribuent à une apparence flatteuse. En outre, le fruit possède des antioxydants et des polyphénols.

Ingrédients pour 2 personnes
- ½ oignon doux.
- ½ gousse d'ail.
- ½ cuillère à soupe de curcuma moulu.
- 1 mangue mûre, juteuse et aromatique.

- 1 citron.
- 1 oignon de printemps.
- 1 pincée de poivre de Cayenne.
- 1 cuillère à soupe de noix de coco râpée et le mélange d'épices.
- 2 filets de thon.
- Du vin blanc.
- Coriandre ou persil.
- Poivre noir.
- Huile d'olive extra vierge.
- Le sel.

Préparation :

1. Coupez la mangue en deux, retirez le noyau et la pulpe.
2. Ajoutez le jus d'un demi-citron et un peu de sel à la pulpe de mangue. Ensuite, écrasez bien et mettez de côté.
3. Faites chauffer de l'huile d'olive dans une poêle tout en hachant l'oignon et l'ail. Lorsque l'huile est chaude, ajoutez les deux ingrédients hachés, un peu de sel et les épices. Faites frire jusqu'à ce que l'oignon devienne transparent.
4. Ajouter le thon coupé en parts égales dans la poêle, arroser de vin blanc et assaisonner de sel et de poivre. Cuire à feu vif jusqu'à ce que les filets de thon soient dorés des deux côtés.
5. Ne retirez pas le thon de la poêle. Baissez la flamme et ajouter la mangue écrasée et le reste du jus de citron vert.
6. Si la sauce se réduit trop, ajoutez de l'eau ou un peu plus de vin et, ajustez le sel et le poivre.
7. Au moment de servir le thon dans la sauce à la mangue, décorez avec de la coriandre ou du persil haché.

Vous pouvez créer un menu complet avec ce plat si vous le combinez avec du riz (complet de préférence) ou une salade.

Salade d'orge perlé printanière au saumon poché et au gingembre

Le bimi est un légume semblable au brocoli, mais les fleurettes sont plus petites et les tiges sont fines et longues. Il peut être utilisé dans une recette rapide et saine.

Ingrédients pour 4 personnes

- 4 filets de saumon, sans peau.

- 250 g de bimi.
- 200 g d'orge perlé.
- 100 g de haricots verts.
- 60 g de petits pois surgelés.
- 2 cuillères à soupe de sauce soja.
- 1 cuillère à soupe de gingembre râpé.
- 1 cuillère à soupe de vinaigre de vin de riz.
- 1 cuillère à soupe d'huile d'olive extra vierge.
- 2 oignons nouveaux finement hachés.
- 1 citron.
- 1 petit oignon rouge coupé en rondelles.
- ½ petite laitue.
- Le gingembre coupé en morceaux d'environ 10 centimètres.

Préparation :

1. Mettre de l'eau dans une grande casserole et porter à ébullition.

2. Lorsque l'eau bout, ajouter l'orge et un peu de sel. Au bout de 20 minutes, y ajouter les brocolis, les haricots et les petits pois.

3. Retirer la casserole du feu après 25 minutes ou lorsque l'orge est tendre.

4. Rincer les ingrédients cuits dans la marmite et mettez-les de côté.

5. Pendant que l'orge cuit, trouvez une grande poêle et faites-la chauffer à feu moyen. Ajoutez ensuite la matière grasse, le gingembre et le citron.

6. Réduire le feu à puissance moyenne et ajouter les filets de saumon et faire cuire pendant 8 minutes ou jusqu'à ce que le saumon ait le degré de cuisson souhaité.

7. Retirer le saumon de la poêle. D'autre part, égoutter le reste de la préparation qui était dans la poêle avec le saumon.

8. Dans un grand bol, combiner le brocoli, le saumon, l'orge et l'oignon. Mélanger, ajouter le gingembre et l'oignon nouveau ainsi que l'huile et le vinaigre.

9. Mélanger une dernière fois et servir.

Cette salade, comme le printemps, est fraîche. Elle peut également être utilisé comme plat principal ou en garniture de tout plat.

Des dîners sains et nutritifs!

L'un des repas les plus importants de la journée est le dîner, c'est pourquoi nous recommandons toujours de tenir compte de la qualité des aliments à consommer le soir. La qualité prime sur la quantité souhaitée par une personne. Cela implique qu'il faut laisser de côté les excès de graisses saturées et de calories ; l'idéal est plutôt de manger des aliments sains et nutritifs, en gardant à l'esprit que le dîner a un impact direct sur le repos nocturne. Les recettes suivantes vous aideront certainement !

Salade norvégienne de pommes de terre aux harengs

Elle est facile à préparer, délicieuse et surtout assez légère le soir, tout en étant une salade colorée et saine. C'est ce qui donne à cette recette une importance pour qu'elle soit incluse dans le menu hebdomadaire qui compose le régime anti-inflammatoire, conçu pour protéger la santé.

Ingrédients pour 2 personnes
- 1 hareng salé.
- 2 pommes de terre bleues ou violettes.
- 2 pommes de terre cerises.
- 1 œuf.
- Huile d'olive extra vierge (uniquement pour l'assaisonnement).
- De la ciboulette.
- Poivre et sel à volonté.

Préparation :
1) Mettez une casserole avec suffisamment d'eau et de sel pour faire cuire les 4 pommes de terre, pelées ou non (c'est une question de goût personnel). Au bout de 20 minutes, sortez-les (pelez-

les si elles sont dans leur peau) et coupez-les en 4 ou 5 morceaux. À côté des pommes de terre, faites bouillir un œuf dans une autre casserole, en veillant à ne pas dépasser le temps de cuisson.

2) Pendant que les pommes de terre et l'œuf cuisent, profitez-en pour nettoyer et préparer le hareng en découpant les longes en filets à l'aide d'un couteau bien aiguisé. Coupez l'œuf et les harengs en morceaux de taille égale.

3) Dans un saladier, disposez les morceaux de pommes de terre bouillies en alternant les couleurs, coupez l'œuf en quartiers et disposez les morceaux de harengs et les œufs sur le dessus. Arrosez de deux cuillères à soupe d'huile d'olive et assaisonner de poivre fraîchement moulu et de la ciboulette hachée.

Quelques gouttes de citron peuvent rendre cette recette encore plus spéciale !

Salade de saumon multicolore

Elle est plutôt simple à préparer, mais très riche en effets anti-inflammatoires et antioxydants, qui sont essentiels au bien-être de l'organisme. Surtout le saumon et les légumes qui composent cette salade multicolore.

Ingrédients pour 2 personnes
- 300 g de saumon frais.
- 40 g de cornichons.
- 1 citron.
- 1 tête de laitue.
- 1 grosse tomate.
- ½ oignon.
- Huile d'olive extra vierge.
- Poivre noir fraîchement moulu
- Du sel.

Préparation :
1. Coupez le saumon (qui doit être préalablement nettoyé et séché) en cubes de taille égale, versez un peu d'huile d'olive dans une poêle, et après l'avoir fait chauffer, faites-y revenir le saumon. Assaisonnez avec du sel et du poivre selon votre goût et mettez de côté jusqu'à ce que les autres ingrédients de la salade soient prêts.
2. Coupez la tête de laitue en julienne (après l'avoir soigneusement nettoyée et égouttée), tandis que l'oignon, la tomate et les cornichons seront coupés en petits cubes.

3. Mettez une pincée de sel dans le fond des verres de présentation, puis disposez les légumes coupés, c'est-à-dire la tomate, l'oignon, les cornichons et une couche de laitue.
4. Les cubes de saumon sont placés sur le dessus, arrosés d'huile d'olive et de jus de citron, et un peu de sel et de poivre supplémentaires sont apportés à la table au cas où quelqu'un voudrait ajuster le goût.

Tacos de bœuf sauté au laitue

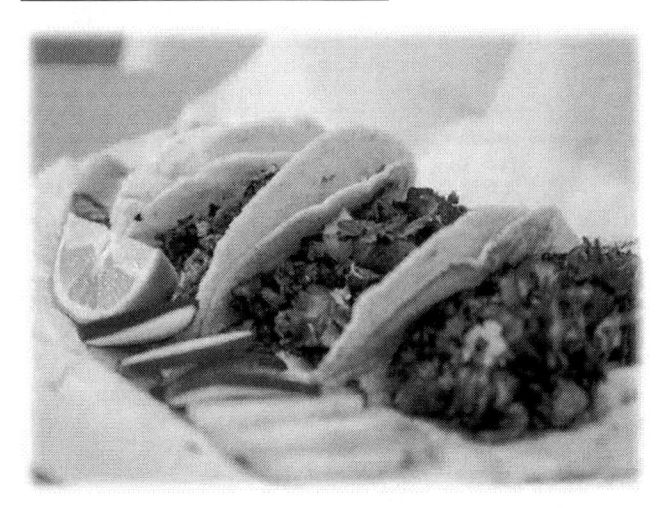

Pour optimiser cette recette sur le plan nutritionnel, le bœuf maigre est idéal, car il fournit une bonne quantité de protéines sans trop de graisse. De plus, les légumes sautés font de ce plat un dîner complet et équilibré, notamment pour reconstituer l'énergie dépensée pendant la journée et pour rester en bonne santé.

Ingrédients pour 2 personnes :
- 200 g de filets de bœuf maigre coupés en fines tranches.
- 2 têtes de laitue.
- 2 gousses d'ail épluchées.
- 1 carotte.
- 1 petit poivron rouge.
- 1 petit oignon.
- 1 petit piment.
- Jus de citron ou de citron vert.
- Persil frais au goût.
- Huile d'olive extra vierge.
- Sel et poivre noir.
- Sauce Worcestershire

Préparation :

Étape 1: Enlevez la graisse de la viande, puis coupez-la en fines lanières, ensuite en très petits cubes. Pour les légumes, hachez l'oignon, le poivron (en éliminant les graines et les filaments) et les gousses d'ail; faites de même avec la carotte, en coupant en morceaux de taille similaire.

Étape 2: Faites chauffer une poêle antiadhésive et versez un peu d'huile d'olive, puis ajoutez le veau, salez et poivrez selon votre goût et faites-le cuire à feu vif pendant 2 minutes, le temps qu'il prenne une belle couleur. Ajouter les gousses d'ail et l'oignon et faire frire pendant une autre minute, puis ajouter le piment haché et les autres légumes.

Étape 3: Faites cuire pendant 5-8 minutes, pendant lesquelles vous ajouterez un peu de jus de citron et quelques gouttes de sauce Worcestershire. Faites cuire jusqu'à ce que les légumes soient tendres et que les jus de cuisson soient réduits au minimum, puis assaisonnez à votre goût et servez sur des feuilles de laitue, en ajoutant un peu de persil frais.

De petits récipients contenant des sauces légères, par exemple de la moutarde ou du yaourt frais, peuvent être placés sur la table afin que chaque invité puisse en ajouter autant qu'il le souhaite.

Burger de chou-fleur, quinoa et curcuma

Une excellente alternative pour un dîner sain, ce plat pratique est plein de saveur et satisfait l'appétit après une longue journée d'activité. Rien de mieux pour continuer à manger sainement que des hamburgers de chou-fleur, garnis de quinoa et d'une touche de curcuma.

Ingrédients pour 6 hamburgers
- 500 g de chou-fleur coupé en fleurettes.
- 100 g de quinoa.
- 300 ml d'eau pour la cuisson du quinoa.
- 100 g de fromage cheddar.
- 40 g d'amandes crues et épluchées.
- 2 œufs.
- 2 gousses d'ail épluchées.
- 1 cuillère à soupe de moutarde.
- 1 cuillère à soupe d'huile d'olive extra vierge.
- 1 bouquet de persil frais.
- Poivre noir fraîchement moulu, selon le goût.

- Sel au goût.

Préparation :

1) Tout d'abord, égouttez le quinoa, puis lavez-le à grande eau froide pour éliminer les saponines; si possible, rincez-le jusqu'à ce qu'il ne mousse plus. Portez ensuite à ébullition selon les instructions du fabricant, égouttez et laissez reposer.
2) Faites cuire le chou-fleur à la vapeur, tandis que le persil, les amandes et l'ail sont mis dans un robot culinaire pour être hachés.
3) Versez le hachis dans un grand bol et ajoutez le chou-fleur avec le quinoa, les œufs battus, le fromage râpé, le curcuma, la moutarde et le poivre. Mélangez ensuite jusqu'à l'obtention d'une masse homogène, où tout est combiné. Ce mélange permet de faire 6 hamburgers.
4) Allumez la cuisinière à feu moyen et placez une plaque ou une poêle antiadhésive, versez l'huile d'olive et attendez qu'elle chauffe. Étalez les galettes et faites-les cuire, peut-être par groupes de 2 ou 3, jusqu'à ce qu'elles soient dorées des deux côtés. Lorsque vous les retirez de la poêle, placez-les sur du papier de cuisine pour absorber l'excès d'huile.

Une salade avec une variété de légumes et de tomates est la garniture parfaite pour ces délicieux hamburger !

Salade de tomates, au basilic et aux pignons de pin

Dans ce vaste livre de recettes de repas anti-inflammatoires, les légumes jouent toujours un rôle de premier plan, comme dans le cas de cette salade simple mais toujours savoureuse. Une alimentation qui prévient l'apparition des maladies chroniques est le meilleur moyen de vivre sainement. Cette recette en est une belle illustration.

Ingrédients pour 4 personnes :

- 8 tomates.
- 20 grammes de pignons de pin décortiqués.
- 4 brins de basilic.
- 400 g de mélange de pousses tendres (germes).
- 1 oignon rouge.
- 1 gousse d'ail épluchée.
- 2 cuillères à soupe de vinaigre balsamique.
- Sel et poivre frais.
- Huile d'olive extra vierge.

Préparation :

1) Préchauffez le four à une température de 140°C, lavez et égouttez le basilic, puis versez un peu d'huile d'olive et écrasez-le avec la gousse d'ail.

2) Lavez, séchez et coupez les tomates en deux, placez-les sur une plaque de cuisson et badigeonnez-les avec l'huile au basilic obtenue précédemment. Incorporez les pignons et versez quelques gouttes de vinaigre, puis faites cuire pendant environ 1 heure.

3) Nettoyez, lavez et égouttez le mélange de pousses tendres, épluchez l'oignon et coupez-le en plumes, assaisonnez avec de l'huile d'olive, du sel et le reste du vinaigre, ajoutez l'oignon et les pignons, mélangez bien jusqu'à ce que le tout soit complètement imbibé.

4) Disposez 4 emporte-pièces sur les 4 assiettes et remplir avec le mélange préparé précédemment, en plaçant les tomates sur le dessus. Maintenant, retirez soigneusement les anneaux et la salade est prête à être servie.

Houmous de pois chiches aux avocats et courgettes

Cette recette présente de nombreux avantages, à commencer par le fait qu'elle est très rassasiante, totalement saine, avec beaucoup de protéines et de minéraux, et facile à digérer. Elle est idéale pour toute personne adoptant un mode de vie sain.

Ingrédients pour 8 personnes

- 1 ou 2 avocats mûrs.
- 250 g de pois chiches cuits en conserve.
- 2 courgettes.
- 9 cuillères à soupe de tahini (le sésame brut est préférable).
- 2 gousses d'ail épluchées, avec du sel de mer au goût.
- 2 cuillères à soupe de levure nutritionnelle.
- Le jus d'un citron.
- Huile d'olive extra vierge et eau (facultatif).

Préparation :

1) Placez tous les ingrédients dans un blender et mixez jusqu'à l'obtention d'une texture lisse. Ajoutez un filet d'huile d'olive et un peu d'eau, uniquement si le mélange est trop épais.

2) Préparez des bâtonnets de concombre, de carotte, de céleri ou de poivron rouge pour accompagner le houmous à l'avocat. L'endive est également un bon accompagnement.

Steaks de chou-fleur au curcuma

Cette recette anti-inflammatoire est idéale pour ceux qui veulent préparer un plat sain, mais rapide, car cette recette ne prendra pas plus de 30 minutes à suivre.

Ingrédients pour 4 personnes

- 1 grand chou-fleur (environ 1,2 kg).
- 1 cuillère à soupe de curcuma moulu.
- ¼ de tasse d'huile d'olive extra vierge.
- Piment rouge frit et finement haché.
- Feuilles de curry, frites

Préparation :

1. Préchauffez le four à 180°C et tapissez une plaque de four de papier aluminium.

2. Pendant que le four chauffe, coupez le chou-fleur en tranches d'environ 1,5 centimètre d'épaisseur, en laissant la base intacte.

3. Faites chauffer une poêle antiadhésive sur la cuisinière à feu doux, ajoutez-y un peu d'huile d'olive extra vierge et faites-y cuire les steaks de chou-fleur. Le temps de cuisson recommandé est de 2 à 3 minutes de chaque côté. Chaque steak est prêt lorsque les deux côtés sont dorés.

4. Une fois que les steaks sont prêts, transférez-les sur la plaque recouverte de papier aluminium.

5. Dans un bol, ajoutez le curcuma et l'huile d'olive, et mélangez bien. Ajoutez ensuite cette préparation uniformément sur les côtés des steaks de chou-fleur.

6. Placez la plaque avec le chou-fleur dans le four et faites-le cuire pendant environ 15 minutes, jusqu'à ce qu'il soit croustillant.

7. Au moment de servir les steaks de chou-fleur, parsemez-les de piment rouge et de feuilles de curry.

Les steaks de chou-fleur au curcuma sont idéaux pour un plat principal végétarien.

Boulettes aux canneberges et à l'orange

Ce plat est idéal pour ceux qui ont l'habitude de manger du brocoli, mais qui veulent le préparer d'une manière différente et originale.

Ingrédients pour 4 personnes

- 12 dattes dénoyautées.
- 2 cuillères à soupe de zeste d'orange râpé.
- 1 cuillère à soupe de miel.
- ½ tasse de pâte de noix de cajou.
- ½ tasse de mélange de graines de lin, de graines de tournesol et d'amandes.
- ¼ tasse de noix de coco râpée.
- ¼ de tasse de cranberry séchées (canneberges)
- ¾ tasse de pistaches grillées.

Préparation :

1. Dans un robot culinaire, mettez les dattes, la noix de coco râpée, le zeste d'orange, la pâte de cajou, les cranberry, un peu de pistache, le miel, les graines de lin, les graines de tournesol et les amandes.

2. Lorsque vous hachez les aliments, ils doivent rester encore croquants et donc pas trop lisses.

3. Maintenant, hachez finement les pistaches restantes et placez-les dans un petit bol.

4. Prenez une partie du mélange grossièrement haché, ajoutez-y des pistaches hachées et faites-en une boulette.

5. Lorsque les boulettes sont prêtes, transférez-les sur une assiette et mettez-les au réfrigérateur jusqu'à ce qu'elles soient fermes, cela peut prendre environ 20 minutes.

Les quenelles aux canneberges et à l'orange s'adaptent à une grande variété de plats, mais peuvent aussi constituer un plat principal.

Des collations et des apéritifs sains en milieu de la matinée!

Il existe différentes combinaisons d'aliments antioxydants et de recettes qui peuvent être incluses dans le menu hebdomadaire. Outre les trois principaux repas quotidiens, il existe d'autres alternatives très saines pour rassasier votre appétit à différents moments de la journée, comme les collations de milieu de matinée et les collations anti-inflammatoires. Vous pouvez désormais lutter contre l'inflammation chronique en savourant un repas savoureux.

Brochettes de fruits

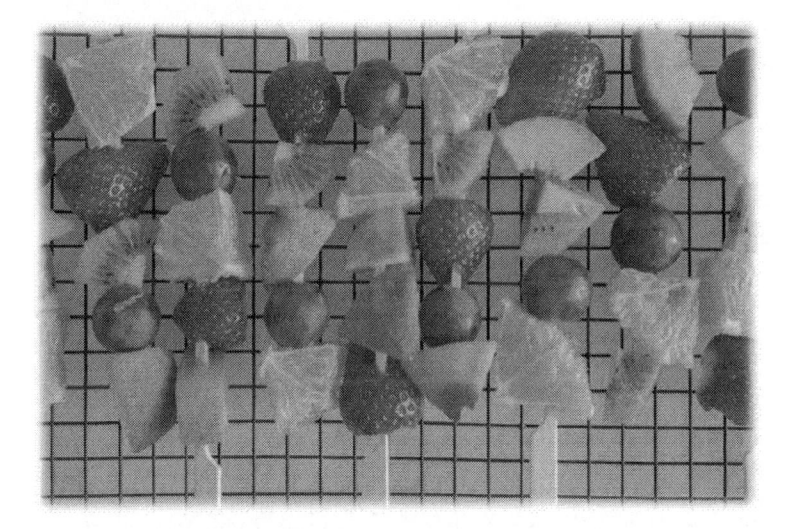

L'un des aliments qui ne devrait jamais manquer dans le régime quotidien est le fruit frais, car il contient de nombreuses propriétés (vitamines et minéraux) qui sont indispensables à l'organisme humain. La recette suivante est l'une des plus faciles et des plus amusantes à préparer pour le goûter.

Ingrédients pour 4 brochettes

- 2 fraises.
- ¼ de pomme rouge.
- ½ petite orange.
- ½ kiwi.
- ¼ de mangue.
- ½ banane.
- 100 ml de yaourt liquide aromatisé à la vanille.

Préparation :

1) Il faut laver soigneusement tous les fruits, puis peler l'orange, le kiwi et la mangue et les couper en cubes, à l'exception des fraises qui doivent être fendues en deux et effeuillées.
2) Pelez la banane et coupez-la en tranches d'environ 1 cm d'épaisseur.
3) Disposez les fruits coupés sur des bâtons de brochettes et assemblez-les, en alternant toujours les couleurs, pour un résultat plus attrayant visuellement.

4) Servir les brochettes dans des assiettes et les mélanger avec le yaourt liquide.

Un dessert sain, idéal à partager avec les enfants à la maison ! C'est aussi une façon différente de manger des fruits.

Amandes frites au micro-ondes

Les amandes sont considérées comme l'un des fruits à coque les plus consommés au monde, c'est pourquoi elles figurent dans d'innombrables recettes, sucrées ou salées, y compris dans les régimes anti-inflammatoires.

Ingrédients pour 6 personnes:
- 2,5 ml d'huile d'olive extra vierge.
- 200 g d'amandes crues, sans peau.
- Gros sel au goût.

Préparation :

Utilisez un grand récipient en verre avec couvercle, adapté à la cuisson au micro-ondes, et mettez-y les amandes (pelées et crues), avec une légère pincée de sel, remuez et ajoutez l'huile d'olive. Remuez à nouveau jusqu'à ce que les amandes soient bien trempées et mettez le couvercle sur le récipient.

Allumez le micro-ondes à puissance moyenne et faites chauffer pendant 2 minutes, puis retirez le bol pour remuer les amandes. Chauffez à nouveau, mais cette fois pendant une minute à puissance maximale.

Arrêtez le micro-ondes pour remuer à nouveau les amandes et faites chauffer à puissance moyenne par intervalles de 30 secondes jusqu'à ce que les amandes soient grillées à votre goût (idéalement pas trop foncées), puis ajoutez du gros sel à votre goût et remuez bien avant de servir (vous pouvez éventuellement rajouter un peu d'huile d'olive).

Délicieuses chips à la banane!

Manger des snacks naturels apporte de grands bénéfices à l'organisme, et en plus, la préparation de cette recette est très simple. Notez bien cette recette afin de l'inclure dans votre régime quotidien et n'oubliez pas que chaque portion de 12-15 chips équivaut à 90 Kcal.

Ingrédients :

- 1 banane verte (les bananes mûres ne sont pas recommandées)
- 1 cuillère à soupe d'huile d'olive extra vierge.

Préparation :

Pelez la banane et coupez-la en tranches aussi fines que possible. Il y a deux manières pour les trancher: un bon couteau ou une mandoline.

Préchauffez ensuite le four à 180°C et versez un filet d'huile d'olive sur une plaque de cuisson, en prenant soin de l'étaler sur tout le fond. Essayez de faire en sorte que chaque tranche de banane touche l'assiette.

Placez ensuite la plaque dans le four, attendez que la banane commence à prendre une couleur caramel. Le processus peut prendre environ 2 heures, mais si les tranches sont épaisses et que le four n'est pas très puissant, cela peut prendre un peu plus de temps.

Un plat pratique à emporter au travail, faible en calories et riche en vitamines B, en magnésium et en potassium!

Barres à l'avoine et aux noix

Les barres d'avoine et de noix constituent une alternative idéale aux barres énergétiques proposées par les industriels. Cette préparation est très riche en protéines végétales et en fibres, elle est donc considérée comme une collation spéciale en milieu de matinée.

Ingrédients pour 4 unités

- 40 g de flocons d'avoine.
- 80 g de figues sèches ou séchées.
- 30 g d'amandes.
- 30 g de noix de coco râpée.
- 30 g de noix.
- 20 ml de jus d'orange frais.
- 5 ml de stévia liquide.
- Quantité d'eau nécessaire.

Préparation :

1) Placez les figues séchées, la stévia liquide et le jus d'orange dans un mixeur, mélangez et mixez jusqu'à obtention d'une pâte moyennement épaisse. Si nécessaire, une cuillère d'eau supplémentaire peut être ajoutée à la pâte de figues, pour obtenir la consistance souhaitée.
2) Mélangez la pâte de figues avec tous les fruits secs dans un bol, coupez les amandes en deux et les noix en morceaux de taille régulière, ajoutez les flocons d'avoine. Vous pouvez également ajouter de l'édulcorant si vous avez besoin d'un peu de douceur et plus d'eau pour ajuster la

consistance.

3) Mélangez bien dans un récipient rectangulaire ou carré, en utilisant une cuillère ou vos mains pour bien combiner tous les ingrédients. Pour un résultat optimal, la pâte devrait avoir une épaisseur d'environ un centimètre.
4) Coupez en bâtonnets, et laissez-les pendant 1 heure au réfrigérateur pour qu'ils deviennent fermes, croustillants et résistants.

Une excellente option pour les plus jeunes membres de la famille !

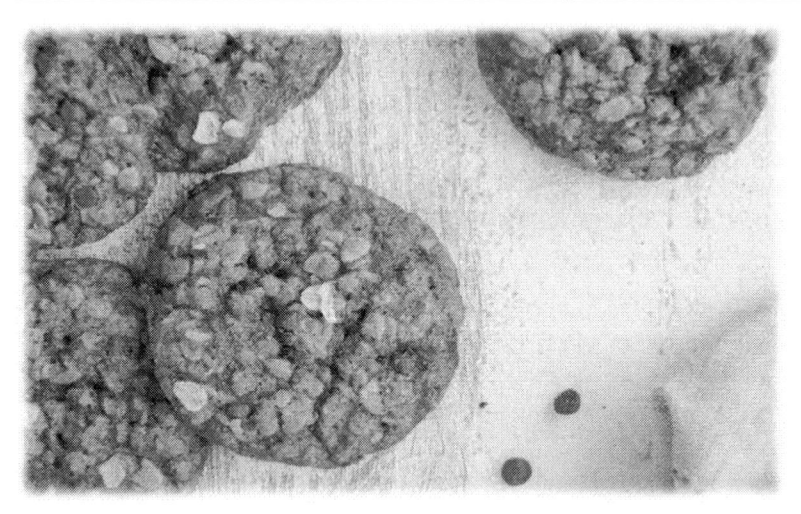

Biscuits à la noix de coco, à la banane et aux graines de tournesol

Aujourd'hui, la qualité nutritionnelle des biscuits du commerce est très contestée car ils contiennent de nombreux additifs, notamment du sucre et de la farine raffinée. En revanche, la recette ci-dessous est absolument saine.

Ingrédients pour 3 personnes :

- 50 g de noix de coco râpée.
- 20 g de graines de tournesol.
- 1 banane mûre.
- Huile d'olive extra vierge.

Préparation :
1) Écrasez la banane dans une assiette ou dans un grand bol.
2) Mélanger la purée avec les graines de tournesol et la noix de coco râpée, mélanger jusqu'à

obtention d'une pâte homogène (ne doit pas être trop solide).
3) Une fois la consistance désirée obtenue, versez de petites portions de la pâte sur une plaque de cuisson (si la plaque n'est pas antiadhésive, badigeonnez-la d'huile d'olive).
4) Préchauffez le four à une température d'environ 150°C tout en façonnant le mélange de biscuits en cercle, en essayant de les rendre aussi fins que possible.
5) Faites cuire les biscuits au four pendant 50 minutes, en les retournant à mi-cuisson pour bien les dorer. À la fin du temps de cuisson, laissez les biscuits refroidir à l'intérieur du four, mais avec le four entrouvert.

Un en-cas naturel idéal pour les collations entre les repas pendant la journée !

Edamame épicé cuite au four

L'edamame est une préparation à base de fèves qui nous vient du Japon. L'ajout d'edamame épicé au régime alimentaire permet d'avoir un plat qui peut être consommé à tout moment de la journée. Le meilleur aspect est son effet rassasiant et la quantité d'énergie qu'il permet de reconstituer en peu de temps.

Ingrédients pour 4 personnes

- 500 g d'edamame congelés.
- 20 ml d'huile d'olive extra vierge.
- Ail en granulés.
- Sel au goût.
- Poivre noir frais.
- Épices moulues à votre goût, notamment paprika, curry, curcuma, cumin et autres.

Préparation :
1) Allumez la cuisinière et faites bouillir les edamames encore congelés dans une casserole avec beaucoup d'eau salée, selon les instructions du fabricant (cela ne prend généralement que quelques minutes et ne nécessite pas beaucoup de temps de cuisson). Préchauffez le four à 180°C et préparez une grande plaque de cuisson.
2) Lorsque les edamames sont cuits, égouttez-les puis rincez-les abondamment à l'eau froide; une autre option consiste à les mettre dans un bol que l'on entoure de la glace pour éviter toute cuisson supplémentaire.
3) Une fois refroidis, placez les edamames dans un bol, ajoutez l'huile d'olive, assaisonnez avec

les épices moulues (en étant généreux avec les portions) et mélangez doucement.

4) Ajoutez du sel et du poivre selon votre goût, combinez à nouveau pour obtenir un mélange bien homogène et étalez-le sur la plaque de cuisson préalablement préparée. Mettez au four et faites cuire pendant 35-45 minutes, et remuez à mi-cuisson pour assurer une cuisson plus complète.

Avec les edamames épicés, nul besoin de recourir à des produits ultra-transformés!

Gaufres au yaourt grec à la papaye et aux cerises

Le meilleur moyen pour tirer parti de ce plat sain est de choisir des papayes mûres à la chair ferme.

Ingrédients pour 2 personnes :

- 1 petite papaye mûre à **chair ferme.**
- 300 ml de yaourt grec.
- 200 g de cerises.
- 2 cuillères à soupe d'amandes.
- 1 petite cuillère de graines de sésame noir ou de chia.
- Une pincée de sel selon le goût.
- Jus de citron.

Préparation :

1) Commencez par couper la papaye en deux dans le sens de la longueur, en essayant d'obtenir deux moitiés de même taille, puis retirez toutes les graines afin que les cavités soient vides. Retirer la pulpe à l'aide d'une cuillère trempée d'eau. Ajoutez une pincée de sel selon votre goût et arrosez de jus de citron.

2) Préparez un mélange de yaourt grec et de miel, en battant les deux jusqu'à l'obtention d'une consistance crémeuse. Remplissez ensuite chaque cavité de papaye avec le mélange.

3) Les cerises doivent être très bien lavées, puis séchées, dénoyautées et hachées et enfin réparties sur le yaourt.

Smoothie végétalien à la noix de coco et à l'ananas avec des fruits rouges

Les smoothies sont très faciles à préparer, surtout si l'on utilise des fruits frais. Ils sont savoureux, nutritifs et constituent un excellent moyen de combattre la faim à tout moment de la journée. Pour cette raison, ce smoothie végétalien doit figurer au menu des aliments anti-inflammatoires.

Ingrédients :

- 3 cuillères à soupe de noix de coco râpée.
- 100 ml de lait de coco.
- 3 fraises fraîches.
- 3 tranches d'ananas frais.
- 3 cerises.
- 20 g d'amandes.

Préparation :

1) Pelez l'ananas et retirez complètement le noyau dur, puis coupez-le en tranches et mettez-les au congélateur pendant environ 2 heures.
2) Placez l'ananas congelé dans un mixeur (ou un robot ménager), ajoutez 2 cuillères à soupe de noix de coco râpée et le lait de coco.
3) Battez jusqu'à l'obtention d'une consistance crémeuse, puis versez tout le contenu dans un bol, ajoutez les fraises et les cerises (préalablement lavées et hachées) ainsi que les amandes. Enfin, ajoutez une autre cuillère à soupe de noix de coco râpée.

Même s'il s'agit d'une préparation à base de fruits, tout le monde à la maison peut la déguster comme un délicieux en-cas !

Crumble aux fraises et aux myrtilles avec amandes et avoine

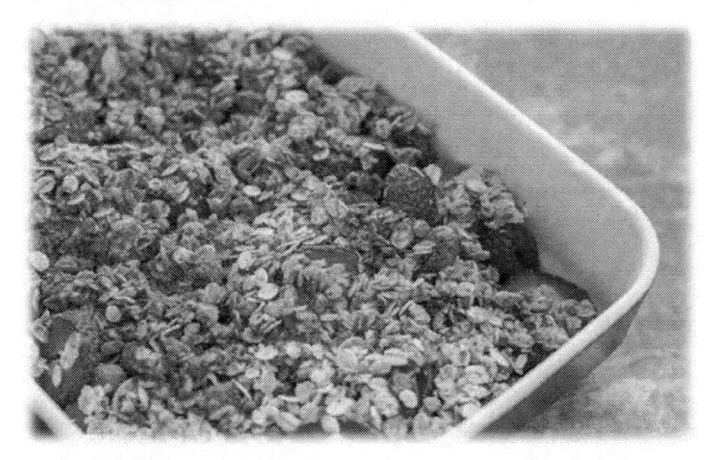

Cette recette est une version saine du crumble anglais original, mais sans sucre ni farine. Au lieu de ces additifs ultra-transformés, des fruits frais ont été ajoutés pour améliorer la texture et la saveur de ce délicieux crumble.

Ingrédients pour 2 personnes:
- 200 g de fraises.
- 50 g de flocons d'avoine.
- 50 g de myrtilles fraîches.
- 15 g d'amandes crues coupées en dés ou en tranches.
- 1 ou 2 dattes dénoyautées et trempées dans l'eau.
- 15 g de beurre de cacahuète naturel.
- Le jus d'une demi-orange.
- Essence ou poudre de vanille.
- Cannelle moulue au goût.
- Lait végétal ou de vache.

Préparation :
1) Préchauffez le four, en haut et en bas, à une température de 200°C; préparez un plat à four d'un diamètre de 10-15 centimètres.
2) Les fruits doivent être lavés, séchés puis préparés en effeuillant les fraises puis en les coupant en morceaux, en ajoutant les myrtilles dans le bol et en ajoutant une cuillère à soupe de jus d'orange.
3) Dans un autre bol, mélangez les amandes, les flocons d'avoine, les dattes hachées, le beurre de cacahuète et une généreuse pincée de cannelle moulue. Écrasez avec les doigts ou avec une fourchette pour que tous les ingrédients soient bien intégrés.
4) Pendant ce temps, versez lentement le lait végétal (ou le lait de vache), en remuant doucement jusqu'à obtenir la consistance désirée.
5) Recouvrir tous les fruits de cette combinaison, saupoudrez d'une autre pincée de cannelle et faites cuire au four pendant 35 minutes, jusqu'à ce que les fruits arrivent à ébullition.

Un choix idéal pour une collation au milieu d'après-midi !

Soufflé à l'avoine, au lait de coco et aux fruits rouges

L'une des meilleures alternatives pour une collation est ce soufflé à l'avoine qui est riche en protéines. Les fruits ajoutent textures et des saveurs uniques. Bien qu'il puisse être préparé froid, il existe également une version chaude avec les instructions suivantes.

Ingrédients pour 6 personnes :
- 400 ml de lait de coco (entier ou léger).
- 100 g de flocons d'avoine.

- 250 ml de lait d'amande.
- 5 ml de miel ou de sirop d'érable.
- 3 œufs.
- 1 zeste de citron ou d'orange.
- 1 bâton de cannelle.
- 1 gousse de vanille.
- Fruits rouges au choix.
- Une pincée de sel.

Préparation :

1) Préchauffez le four à 175°C (chauffage par le haut et le bas). Lavez, séchez et coupez les fruits et séparez les blancs et les jaunes d'œufs dans des récipients différents.
2) Faites cuire l'avoine dans une casserole en ajoutant le bâton de cannelle, le lait de coco, la gousse de vanille ouverte dans le sens de la longueur, le lait d'avoine et une pincée de sel selon votre goût.
3) Remuez le tout et faites chauffer, sans faire bouillir, en remuant doucement de temps en temps et en laissant épaissir à feu doux pendant 10-15 minutes.
4) Ajoutez les blancs d'œufs au batteur et battez-les en neige, ajoutez la vanille et la cannelle, puis les jaunes d'œufs et battez légèrement. Ajoutez le mélange d'avoine et mélangez doucement jusqu'à ce que le tout soit bien homogène.
5) Pour donner du volume au mélange, incorporez les blancs d'œufs et mélangez doucement en faisant des mouvements circulaires.
6) Ajoutez les fruits rouges et le zeste de citron ou d'orange, puis versez le tout (avec beaucoup de précaution) dans un moule et enfourner pour 25-35 minutes. En fin de cuisson, le dessus du soufflé doit être doré ; testez avec un cure-dent pour voir s'il ressort humide. Si c'est le cas, poursuivez la cuisson quelques minutes de plus.

Quelques noix grillées peuvent ajouter une touche croquante au soufflé à l'avoine !

Pain de seigle grillé avec fromage à la crème, jeunes épinards, noix et pêche

Une autre recette saine qui devrait faire partie du régime hebdomadaire est le pain de seigle grillé, accompagné de légumes frais et de quelques fruits, idéal pour les collations entre les repas.

Ingrédients :

- 1 tranche (moyenne) de pain de seigle avec raisins secs et noix.
- 1 petite pêche.

- 2 à 4 cuillères à soupe de fromage frais fouetté.
- 1 bouquet de jeunes pousses d'épinards.
- Jus de citron.
- Herbes provençales.
- Huile d'olive extra vierge.
- Une pincée de gomasio
- Sel au goût.
- Poivre noir frais.

Préparation :

1) Préchauffez le four à 200º C, lavez bien la pêche (la peler ou laisser la peau est une question de goût), jetez le noyau et coupez-la en cubes. Ajoutez ensuite un filet de jus de citron, puis placez le tout dans un plat à four et enfournez.
2) Faites cuire pendant 15 minutes, mais il est possible de faire cuire moins longtemps. Vérifiez que les pêches soient juteuses et très tendres.
3) La tranche de pain doit être avoir l'épaisseur d'un doigt et être légèrement grillée (cela peut être fait au four, puisqu'il est déjà chaud).
4) Recouvrir le pain d'une généreuse couche de fromage frais, ajoutez une pincée de sel au goût et une pincée de poivre noir, puis ajoutez les pousses d'épinards et terminez par la pêche.
5) Ajoutez les herbes de Provence et la pincée de gomasio au mélange, puis arrosez d'un filet d'huile d'olive selon votre goût.

Une façon d'enrichir ce plat sain est d'ajouter des anchois !

Toast à la patate douce

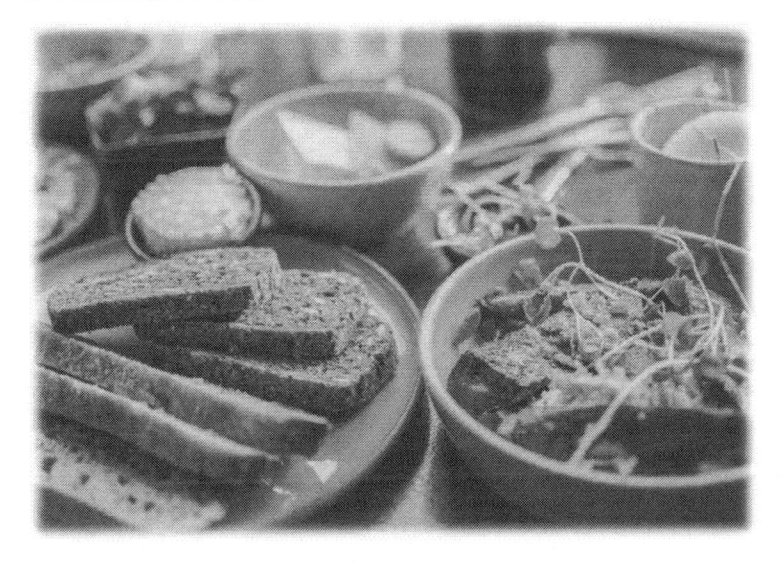

La patate douce est un légume qui se marie bien avec les snacks ou les apéritifs dans le cadre d'une alimentation saine et nutritive, tant dans les préparations sucrées que salées.

Ingrédients pour 2 personnes
- 1 grosse patate douce
- Fromage de chèvre crémeux.
- Avocat mûr.
- 1 grosse tomate ferme.
- Jus de citron.
- Huile d'olive extra vierge.
- Piment rouge, doux ou fort.
- Myrtille.
- Houmous
- Des herbes fraîches.
- Poivre noir fraîchement moulu.
- De la ciboulette.
- Coriandre ou persil
- Sel au goût.
- Flocons de sel
- Un fruit de saison.

Préparation:

1) Tout d'abord, préchauffez le four à une température de 180º C, préparez une plaque de cuisson, puis apprêtez la patate douce, en la lavant, en la séchant très bien et en l'épluchant. Coupez-la ensuite en tranches d'environ 6 millimètres d'épaisseur, il est important que les portions soient larges.

2) Badigeonnez la patate douce d'huile d'olive des deux côtés et ajoutez une pincée de sel et de poivre.

3) Faites cuire pendant au moins 10 minutes, ou jusqu'à ce que la patate douce commence à brunir d'un côté. Puis retournez-la et attendez encore 10 minutes pour poursuivre la cuisson et atteindre la consistance désirée.

4) Pour préparer le mélange destiné à recouvrir la patate douce, ôter la chair de l'avocat et écrasez-la avec une fourchette. Pendant ce temps, ajoutez des herbes selon votre goût, un filet de jus de citron et du sel et du poivre. Lavez la tomate et séchez-la bien, ainsi que les fruits de saison et les poivrons.

5) Préparez une combinaison (incluant) fromage de chèvre, myrtilles, fruits de saison et zeste de citron. Garnir de ciboulette hachée et de flocons de sel. Par ailleurs, ajouter à l'houmous le poivron cru, la coriandre ou le persil et recouvrir le tout d'un filet d'huile d'olive.

Les toasts à la patate douce peuvent être mangés à tout moment de la journée !

Craquelins croustillants à l'avoine et aux graines

L'une des alternatives les plus saines et préparées à la maison sont ces craquelins croustillants à l'avoine, sans aucun doute le meilleur moyen de poursuivre une alimentation équilibrée et nutritive.

Ingrédients pour de 30 unités
- 55 g de graines de courge.
- 55 g de graines de sésame.
- 20 g de graines de pavot.
- 25 g de graines de chia.
- 20 g de graines de lin.
- 20 g de flocons d'avoine.
- 1 gousse d'ail râpée.
- ¼ cuillère à café d'ail granulé.
- ¼ de cuillère à café de sel.
- 250 ml d'eau.

- Graines de cumin ou de carvi selon le goût.

Préparation :

1) Préchauffez le four à une température de 150°C. Tous les ingrédients (sauf l'eau) doivent être placés dans un bol de taille moyenne, puis bien mélangés. Ajoutez ensuite l'eau et remuez doucement pour que tout le mélange soit uniformément intégré. Une fois terminé, couvrez le mélange avec un linge et laissez-le reposer pendant 10 minutes.

2) Au bout de 10 minutes, retirez le chiffon et vérifiez que le mélange de graines a entièrement absorbé l'eau, il ne doit plus du tout rester de liquide. Ainsi, la pâte doit avoir un aspect légèrement collant dans lequel tous les ingrédients sont liés entre eux. S'il y a des traces d'eau, ajoutez un peu plus d'avoine ou de chia.

3) Préparez une plaque de cuisson et recouvrez-la de papier sulfurisé, puis étalez la pâte en forme de rectangle. Il est important qu'elle soit bien aplatie, pour cela utilisez un rouleau à pâtisserie ou une spatule, en essayant d'obtenir une épaisseur uniforme entre 3 et 5 centimètres. Saupoudrez d'une pincée de sel et faites cuire au four pendant 30-35 minutes.

4) Lorsque le temps s'est écoulé, ouvrez le four et attendez 2 minutes avant de glisser une spatule sous la pâte (en faisant très attention). Retournez la pâte et continuez à la faire cuire de l'autre côté pendant 30 minutes supplémentaires (attention à ne pas la brûler).

5) Après l'avoir retirée du four, attendez qu'elle refroidisse, puis transférez-la sur une planche et, à l'aide d'un couteau aiguisé, commencez à la découper en morceaux carrés ou rectangulaires de la taille que vous préférez.

Chips de légumes: carotte, aubergine, concombre et courgette

La bonne combinaison de légumes et les bonnes quantités constituent la base de ces chips saines que l'on peut facilement préparer à la maison.

Ingrédients pour 2 personnes :

- 1 aubergine.
- 1 concombre.
- 1 courgette.
- 1 carotte.
- 125 ml de yaourt nature.
- 5 ml d'huile d'olive extra vierge.
- Le jus d'un citron.
- Une pincée de sel selon le goût.
- Persil frais au goût.
- Une pincée de poivre noir fraîchement moulue.

Préparation :

1) Lavez tous les légumes à l'eau en les passant sous le robinet, et avec une brosse, frottez et éliminez toute saleté ou impureté de leur surface. Il est très important de le faire car les légumes seront consommés avec leur peau.
2) L'étape suivante consiste à couper les légumes en tranches très fines (quelques millimètres si possible), à l'exception de l'aubergine, qui peut être coupée en tranches un peu plus épaisses car elle se déshydrate plus rapidement que les autres légumes.
3) Étalez une feuille de papier sulfurisé (sur une plaque de cuisson) et enduisez-la d'un peu d'huile d'olive pour éviter qu'elle ne colle et pour qu'elle soit plus facile à retirer. Placez les légumes sur la plaque de cuisson que vous mettrez ensuite dans le four (préchauffé à 180º C) et faites cuire pendant 15-20 minutes.
4) Vous pouvez retourner les chips à mi-cuisson, pour qu'elles soient croustillantes des deux côtés.

Servez ces délicieuses chips de légumes avec une sauce au yaourt et ajoutez une pincée de poivre et de sel, ainsi que du persil et un filet de jus de citron!

Graines de potiron grillé

Le potiron est considéré comme un légume très polyvalent, car presque tout son contenu peut être utilisé, y compris les graines, qui sont comestibles et très nutritives.

Ingrédients

- 1 potiron
- Épices moulues.
- Huile d'olive extra vierge.
- Poivre noir frais.
- Sel au goût.

Préparation :

1) Tout d'abord, préchauffez le four à une température de 180°C, puis recouvrez une plaque à pâtisserie de papier sulfurisé. Ouvrez ensuite le potiron en faisant une entaille longitudinale pour retirer les graines; vous pouvez vous aider d'une grande cuillère en veillant à retirer tous les filaments.
2) Lavez soigneusement les graines sous l'eau courante, en utilisant une forte pression d'eau pour éliminer les filaments restants. Retirez ensuite délicatement les graines et séchez-les avec du papier absorbant. Enfin, placez-les sur la plaque de cuisson.
3) Salez et poivrez, arrosez d'huile d'olive et ajoutez les épices moulues, puis mélangez le tout avec vos mains jusqu'à ce que les graines soient complètement imbibées. Etaler sur la plaque en une

couche.

4) Faites cuire au four pendant 10 à 20 minutes. Surveillez-les. Quand elles commencent à éclater, cela signifie qu'elles sont prêtes !

L'un des avantages de cet en-cas sain est qu'il peut être gardé pendant plusieurs jours au frais tout en conservant son goût et sa texture, à condition d'être stocké correctement !

Des biscuits au pain d'épices sans sucre

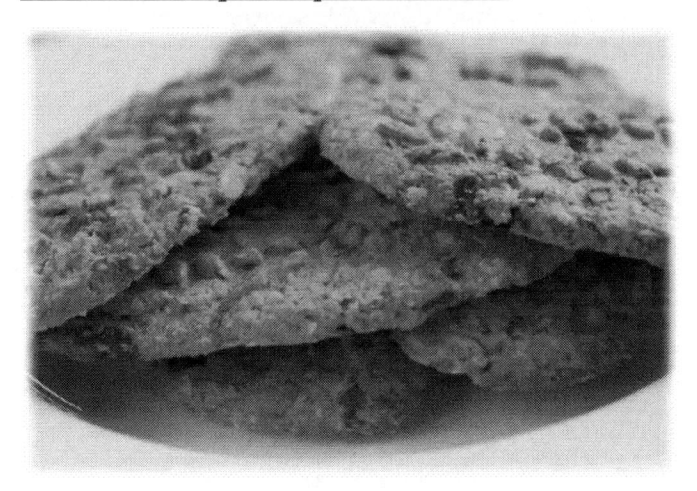

Pour un petit plaisir supplémentaire pendant la journée, rien de tel que des biscuits au gingembre savoureux, aromatiques et sains ! Cette préparation anti-inflammatoire est exempte de produits laitiers et de sucre ainsi que de farines raffinées, ce qui est idéal pour votre santé.

Ingrédients pour 20 unités
- 1 ½ cuillère à café de gingembre moulu.
- 1 petite cuillère de cannelle moulue.
- 1 cuillère à café de levure chimique.
- 1 œuf.
- 100 g de flocons d'avoine.
- 50 g de crème ou de sirop de dattes.
- 50 g d'amandes moulues.
- 30 ml d'huile de tournesol extra vierge.
- ½ cuillère à café de sel.
- Une pincée de noix de muscade.

Préparation :
1) Dans un bol de taille moyenne, versez l'œuf avec la crème ou le sirop de dattes et ajoutez-y un

peu d'huile. Fouettez ensuite à la main jusqu'à ce que le mélange émulsionne, puis ajoutez les autres ingrédients. Tamisez à l'avance la farine d'amande et la farine d'avoine pour éviter la formation de grumeaux.

2) Mélangez (avec une spatule, si nécessaire) pour obtenir un mélange complètement homogène (à ce stade, vous pouvez ajouter des noix ou des graines, ou quelques morceaux de gingembre frais). Couvrir d'un film alimentaire et réfrigérer pendant 30 minutes.

3) Préchauffez le four à 180°C et tapissez une grande plaque à pâtisserie de papier sulfurisé.

4) Humidifiez légèrement quelques cuillères à café pour répartir les portions de pâte sur la plaque, en laissant un petit espace entre chaque portion.

5) Les mains doivent également être humectées d'huile pour pouvoir travailler la pâte sans trop coller. Donner aux biscuits une forme circulaire. Pour les rendre plus croustillants, il faut que la pâte soit bien plate et pas trop épaisse. Le temps de cuisson est de 15 à 18 minutes, en vérifiant régulièrement pour que les biscuits ne brûlent pas.

6) Lorsqu'ils sont dorés ou grillés, retirez-les du four et laissez-les refroidir complètement sur un plateau.

Servez ces délicieux biscuits au gingembre avec une boisson végétale chaude ou froide et dégustez-les à votre moment préféré de la journée!

Crêpes à la banane

Les crêpes à la banane sont idéales pour une collation en milieu d'après-midi, pour récupérer l'énergie dépensée pendant la journée.

Ingrédients pour 6 unités :
- 1 grosse banane bien mûre.
- 2 œufs.

Préparation :

1) Épluchez, coupez et écrasez la banane avec une fourchette, en veillant à ce qu'elle soit bien écrasée, jusqu'à ce qu'elle ait la consistance d'une bouillie. Battez les deux œufs à la main (avec un fouet), puis versez-les sur la banane.

2) À l'aide d'une grande cuillère, remuez le mélange jusqu'à ce qu'il soit homogène.

3) Graissez une poêle antiadhésive ou une plaque de cuisson avec de l'huile au gout neutre (ou du beurre), puis faites chauffer à feu moyen et versez un peu de pâte dans la poêle. Un diamètre de poêle de 7 à 10 centimètres donnera environ 6 à 8 crêpes.

4) Laissez les crêpes sur la plaque pendant 2 à 4 minutes, puis retournez-les et poursuivez la

cuisson de l'autre côté pendant deux minutes supplémentaires
5) Lorsque la cuisson des crêpes est terminée, vous pouvez les retirer de la plaque et les garder couvertes d'un film alimentaire ou d'un torchon propre.

Idéal comme en-cas avec un yaourt ou un fruit de saison!

Bircher muesli suisse: flocons d'avoine aux fruits

L'un des avantages de cette recette est que son goût peut être adapté aux besoins de chacun, ce qui explique le résultat final: toujours aussi délicieux que sain.

Ingrédients pour 4 personnes

- 300 g de yaourt nature.
- 120 g de flocons d'avoine fins (non cuits).
- 80 g de framboises fraîches.
- 80 g de myrtilles fraîches.
- 100 ml de lait (quantité approximative).
- 60 ml de jus de citron ou d'orange (fraîchement pressé).
- 3 prunes violettes.
- 2 bananes de taille moyenne (pas trop vertes)
- 2 pommes moyennes (croustillantes mais pas vertes).
- 2 petites pêches.
- 1 grosse poire.

Préparation :

Étape 1: Tous les fruits doivent être lavés soigneusement, puis séchés avec soin (surtout les baies), puis épluchés. Les couper ou les laisser entiers est une question de goût personnel, mais dans le cas des pommes et des poires, il est préférable de les couper en morceaux.

Étape 2: Versez les flocons d'avoine dans un bol ou un saladier, ajoutez 75 ml de lait et mélangez avec le yaourt. Ajoutez ensuite la pomme et la poire ainsi que les prunes et les pêches, continuez à remuer jusqu'à ce que tout le mélange soit complètement intégré. Si le mélange est trop épais, corrigez-le en ajoutant un peu de lait.

Étape 3: Ajoutez les baies et versez la moitié du jus (d'orange ou de citron) et mélangez doucement, en évitant d'écraser les fruits, surtout les plus délicats, bien qu'il soit normal que certains se cassent un peu, l'objectif étant d'obtenir un mélange assez lisse. Ajoutez du jus ou du lait pour ajuster le liquide à votre goût.

Étape 3: laissez au réfrigérateur pendant deux heures (temps minimum), puis remuez à nouveau et ajoutez les tranches de banane. À ce stade, la plupart du liquide est absorbé par les flocons d'avoine, vous devrez donc éventuellement verser davantage de jus ou de lait.

Crème de fenouil et de courgette avec des chips de légumes

Même pendant les vacances, il est possible de manger sainement, et la recette que nous allons illustrer en est un exemple.

Ingrédients pour 4 personnes
- 1 litre de bouillon de légumes ou d'eau.
- 1 bulbe de fenouil.
- 1 pomme de terre.
- 1 poireau.
- 2 grosses courgettes.
- Huile d'olive extra vierge.
- Noix de muscade.
- Sel et poivre.

Les ingrédients suivants sont nécessaires pour les chips :
- ½ courgette.
- ½ manioc.
- 1 betterave.
- 2 carottes.
- Épices ou herbes.
- Huile d'olive douce.

Préparation :

1. Pour préparer les chips, coupez les légumes en tranches de 2 à 3 millimètres d'épaisseur. Placez-les ensuite dans un grand bol, ajoutez l'huile d'olive et les herbes.
2. Remuez bien pour permettre aux légumes de s'imprégner de la saveur des herbes. Une fois prêt, déshydratez dans un four chauffé de 100°C à 150°C et faites cuire pendant 30-90 minutes. Comme tous les légumes ne se déshydratent pas en même temps, vérifier souvent la cuisson. Ouvrez régulièrement le four pour laisser la vapeur s'échapper.
3. Lavez les courgettes et coupez-les en morceaux. Procédez de la même manière avec la pomme de terre et le fenouil.
4. Faites chauffer de l'huile d'olive dans une grande poêle et faites-y revenir le poireau jusqu'à ce qu'il soit complètement transparent sans le brûler.
5. Ajoutez les courgettes, les pommes de terre et le fenouil dans la poêle avec le poireau et couvrez avec du bouillon de légumes ou de l'eau.
6. Assaisonnez le velouté avec du sel et du poivre selon votre goût et laissez cuire jusqu'à ce que tous les légumes soient prêts.
7. Retirez la crème de la casserole et fouettez-la. Ajuster en sel et poivre si nécessaire. Garnir de noix de muscade et de chips de légumes.

Vous pouvez utiliser la crème et les chips pour un goûter.

Houmous d'avocat, de courgette et de pois chiches servi avec des crudités

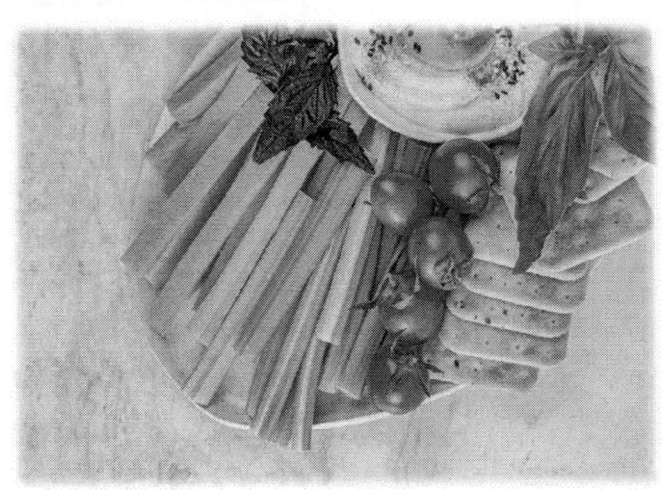

Les crudités sont des légumes crus coupés en juliennes épaisses. Comme garniture pour les crudités, il est bon de préparer du houmous. Il s'agit d'une tartinade populaire qui ne prend que quelques minutes à préparer.

Ingrédients pour 6-8 personnes

- 250 g de pois chiches.
- 1 avocat.
- Le jus d'un citron.
- 2 courgettes, coupées en petits morceaux.
- 2 gousses d'ail.
- 2 cuillères à soupe de levure nutritionnelle.
- 8 cuillères à soupe de tahini, le sésame brut est recommandé.
- Huile d'olive ou eau.
- Sel au goût.

Préparation

1. Faites cuire les pois chiches pour enlever leur peau. Ensuite, égouttez-les et passez-les au mixeur ou au blender.
2. Placez tous les ingrédients dans un mixeur et faites fonctionner la machine jusqu'à l'obtention d'un mélange homogène, c'est-à-dire que les composants du mélange sont indiscernables.
3. Si au début, le mélange d'avocat, de courgettes, de pois chiches et d'autres ingrédients est trop épais, ajoutez de l'eau ou de l'huile d'olive jusqu'à obtenir la consistance souhaitée, qui doit être lisse et fine.
4. Servez le houmous dans une assiette creuse et disposez-le à côté d'une assiette de poivrons rouges, de carottes, de concombres, de céleri et d'autres légumes de votre choix.
5. Le houmous peut également être servi avec de l'endive, riche en fibres qui régulent le transit intestinal.

Cette recette est rapide et facile à préparer. Les crudités avec du houmous sont idéales comme amuse-bouche.

Outre le régime anti-inflammatoire, il existe d'autres méthodes très efficaces, non seulement pour perdre ou maintenir du poids, mais aussi pour assurer le bon fonctionnement des différents systèmes de l'organisme, garantissant ainsi une meilleure qualité de vie. L'un de ces mécanismes est le régime FODMAP, un véritable outil thérapeutique qui peut être appliqué dans des cas très spécifiques.

Qu'est-ce que le régime FODMAP, quels sont ses avantages et qui peut le suivre? Il est très important de connaître les réponses à ces questions car, contrairement à ce que beaucoup de gens pensent, tous les régimes ne sont pas identiques et n'ont pas les mêmes objectifs. Donc, il est essentiel de connaître les caractéristiques de ce régime en particulier.

RÉGIME FODMAP : QU'EST-CE QUE C'EST ?

Le régime FODMAP consiste à renoncer à un certain groupe d'aliments qui peuvent être mal tolérés par l'organisme de certaines personnes, notamment celles qui souffrent du *syndrome du côlon irritable.* Des études récentes ont également montré que des patients souffrant de colite ulcéreuse et de la maladie de Crohn ont obtenu un grand soulagement en suivant ce régime.

Le nom du régime (FODMAP) est plutôt un acronyme dérivé d'un groupe de glucides fermentescibles, qui ne sont pas digérés correctement et passent directement dans le gros intestin, devenant ainsi de la nourriture pour les bactéries qui composent le microbiote intestinal. Dans ce type de régime, les aliments riches en FODMAPs sont donc temporairement éliminés.

Cependant, la non-consommation de certains aliments peut entraîner un appauvrissement nutritionnel de l'organisme corporel. Le régime FODMAP nécessite donc une surveillance constante par un expert en nutrition et en diététique. Avec l'aide d'un spécialiste, vous serez en mesure d'identifier les aliments riches en FODMAP, les aliments exclus de ce régime, et comment structurer un régime hebdomadaire.

Aliments riches en FODMAP

Fructanes, oligosaccharides, disaccharides, monosaccharides et polyols sont les mots qui composent l'abréviation FODMAP. Elle désigne un groupe d'aliments fermentescibles mal digérés qui augmentent les fluides et les gaz intestinaux, provoquant des ballonnements et des douleurs abdominales, ainsi que des épisodes de constipation et de diarrhée.

Il existe une grande variété d'aliments dans lesquels on trouve des glucides fermentescibles, répartis selon les formes et groupes suivants:

- **Fructanes :** il s'agit d'aliments de consommation courante, par exemple les oignons, les poireaux ou le blé; l'insuline fait également partie de ce groupe.
- **Monosaccharides :** ils sont identifiés comme des sucres simples, tels que le galactose, le fructose et le glucose.
- **Disaccharides :** proviennent généralement des légumineuses, de certaines graines et noix et des produits laitiers. Elles sont considérées comme un type de fibres prébiotiques qui ne sont ni solubles ni digestibles et finissent par se fragmenter dans le côlon après avoir été consommées.
- **Polyols :** appartiennent au groupe des alcools doux, ils sont un élément naturel de certains aliments, mais sont également obtenus à partir d'autres dérivés du sucre.

En général, chacun de ces composants est nécessaire pour être en bonne santé et *offre des avantages aux personnes qui ne souffrent pas de troubles intestinaux.* Mais pour ceux qui souffrent de maladies du côlon, la consommation de ces aliments peut aggraver leur état. C'est pourquoi les experts en nutrition recommandent un régime pauvre en FODMAP.

Aliments à éviter dans un régime FODMAP

Toute personne souhaitant entamer un régime FODMAP doit, au minimum, connaître les aliments exclus de ce régime. En voici quelques-uns :

- *Céréales, tubercules et légumineuses :*
  - Orge et ses dérivés, y compris les farines et flocons raffinés.
  - Riz brun.
  - Les légumineuses, notamment les lentilles, les haricots, les pois chiches et autres.
  - Seigle et ses dérivés, tels que farines et flocons.
  - Blé et ses dérivés, y compris le couscous, la farine et autres.
  - Kamut (type de blé) et ses dérivés.
- *Produits laitiers :*

Dans le cadre du régime FODMAP, il est recommandé d'éviter absolument la consommation de:

  - Lait de chèvre, de brebis et de vache.
  - Fromages à pâte molle, crèmes et ricotta.
  - Les aliments transformés tels que la crème glacée, le fromage frais, les yaourts et tous les aliments contenant du lait.
- *Légumes et fruits :*

Ce groupe alimentaire est assez large et comprend les aliments suivants:

  - Les artichauts.
  - Les choux de Bruxelles.
  - L'ail.
  - Les oignons et autres.
  - Le brocoli.
  - Le chou frisé.
  - Le chou-fleur.
  - Le poireau.
  - Les lentilles.
  - La betterave.
  - Les champignons.
  - Les petits pois.
  - Les asperges.
  - Pêche, pastèque, abricot, cerise, prune, grenade, avocat, pomme, poire, figue, mangue, coing, pêche, pamplemousse, mûre et fruits secs.

- *Noix :*

Évitez ou limitez la consommation de;

- ❖ Pistaches.
- ❖ Noix de cajou.

- *Aliments transformés et riches en protéines*

Ceux-ci doivent être temporairement éliminés de l'alimentation quotidienne:

- ❖ Viandes et charcuteries transformées contenant du gluten et du lactose (jambon, mortadelle, saucisses, etc.).
- ❖ Bâtonnets de crabe.
- ❖ Seitan
- ❖ Sauces élaborées (mayonnaise, ketchup, moutarde et autres dérivés)
- ❖ Biscuits.
- ❖ Des gâteaux.
- ❖ Des pâtes.

- *Des sucreries :*
    - ❖ Chocolat au lait.
    - ❖ Les sucreries et les chewing-gums, qu'ils soient ordinaires ou sans sucre.
    - ❖ Fructose.
    - ❖ Édulcorants.
    - ❖ Confitures et marmelades.
    - ❖ La mélasse.
    - ❖ Sirop d'agave.
    - ❖ Miel.

En plus de ce groupe d'aliments (riches en FODMAPs), il est nécessaire de prêter une attention particulière aux produits industriels, notamment au contenu des ingrédients qu'ils contiennent. Il est important de lire la liste nutritionnelle avant d'en acheter. Idéalement, dressez votre liste de courses avant de partir tout en vérifiant les ingrédients de chaque produit industriel.

Régime FODMAP : aliments autorisés

L'étape suivante pour suivre un régime pauvre en FODMAP, consiste à savoir quels sont les aliments qui peuvent être consommés quotidiennement. Les aliments suivants sont parmi les plus recommandés et probablement les mieux tolérés par les personnes souffrant de troubles du côlon irritable.

- *Légumineuses, tubercules et céréales :*
    - ❖ Avoine et dérivés, céréales pour petit-déjeuner, pain, pâtes et autres.
    - ❖ Céréales sans gluten, fructose et lactose.

- ❖ Riz blanc et produits dérivés tels que semoule, crêpes ou farine.
- ❖ Mile.
- ❖ Maïs et ses dérivés, polenta, farine, crêpes et autres.
- ❖ Graines de lin, graines de chia, graines de sésame, graines de citrouille, entre autres.
- ❖ La pomme de terre.
- ❖ Quinoa.
- ❖ Sorgho.
- ❖ Épeautre et produits dérivés, pâtes, pain et céréales pour le petit-déjeuner.
- ❖ Du sarrasin.
- ❖ Tapioca.
- ❖ Le manioc et ses dérivés.

- *Produits laitiers :*
  - ❖ Fromages sans lactose.
  - ❖ Du beurre.
  - ❖ Boissons végétales à base de riz, d'avoine, d'amandes, d'épeautre, de noix de coco.
  - ❖ Lait sans lactose.
  - ❖ Yaourt sans lactose.

- *Légumes :*
  - ❖ Aubergine.
  - ❖ Bette à carde.
  - ❖ Courgette.
  - ❖ Pousses vertes.
  - ❖ Le céleri.
  - ❖ Endive.
  - ❖ Chou chinois.
  - ❖ Citrouille.
  - ❖ Ciboulette.
  - ❖ Panais.
  - ❖ Mâche.
  - ❖ Endive.
  - ❖ Tomate.
  - ❖ Poivrons.
  - ❖ Epinards.
  - ❖ Roquette.
  - ❖ Haricots verts.
  - ❖ Concombre.

NOTES

- ❖ Carotte.
- ❖ Laitue.

Certains nutritionnistes estiment qu'il est nécessaire de limiter les quantités quotidiennes de certains de ces aliments.

- *Les fruits :*

    Le régime FODMAP permet parfois de ne manger qu'un morceau (ou l'équivalent de ces fruits) à chaque repas, mais pas plus de 3 morceaux par jour ou leur équivalent en jus.

    - ❖ Kiwi.
    - ❖ Citron vert.
    - ❖ Citron jaune.
    - ❖ Fraises.
    - ❖ Noix de coco.
    - ❖ Framboise.
    - ❖ Mandarin.
    - ❖ Myrtilles.
    - ❖ Banane.
    - ❖ Ananas.
    - ❖ Raisins.
    - ❖ Melon.
    - ❖ Papaye.
    - ❖ Pamplemousse.
    - ❖ Orange.

- *Noix :*
    - ❖ Graines de courge (1 cuillère à soupe, quantité maximale).
    - ❖ Noisettes (maximum 10)
    - ❖ Noix (entre 4 et 5)
    - ❖ Amandes (seulement 10)

- *Les aliments riches en protéines :*
    - ❖ Fruits de mer.
    - ❖ Le poisson.
    - ❖ Saucisses sans gluten.
    - ❖ La viande.
    - ❖ Tofu.

NOTES

- *Des sucreries :*
  - ❖ Poudre de cacao.
  - ❖ Saccharine.
  - ❖ Sirop d'érable.
  - ❖ Aspartame.
  - ❖ Chocolat noir ou au lait sans lactose.

En outre, la consommation de sucreries, de flans, de viandes transformées, de bouillons, de marinades, de condiments, de boissons gazeuses et de boissons alcoolisées, notamment la bière et le vin doux, doit être proscrit. Il est bon d'inclure une activité physique dans la routine quotidienne et de réduire le niveau de stress.

Les avantages d'un régime FODMAP

Les avantages d'un régime pauvre en FODMAP sont nombreux, comme le montrent des études scientifiques menées sur des patients souffrant de dyspepsie intestinale, du syndrome du côlon irritable, de la maladie de Crohn et de la colite ulcéreuse. Bien que beaucoup considèrent qu'il s'agit d'un mode d'alimentation très restrictif.

Toutefois, des tests effectués sur des patients atteints du syndrome du côlon irritable ont montré que jusqu'à 76% d'entre eux ont vu leurs symptômes diminuer. En particulier en ce qui concerne les douleurs d'estomac, les ballonnements et les gaz, ces désagréments sont éliminés à court et moyen terme. Par conséquent, personne ne peut nier ses précieux effets positifs.

Un autre avantage du régime pauvre en FODMAP est qu'il entraîne une modification positive de la croissance de la flore bactérienne de l'intestin. Cela exerce une influence directe sur la réduction des symptômes de la maladie de Crohn, une maladie majeure à travers le monde.

D'autre part, la consommation d'aliments à faible teneur en FODMAP peut réduire considérablement les symptômes de la fatigue chronique, en atténuant la fatigue causée par les longues journées de travail et les autres activités quotidiennes. En effet, le corps est privé d'aliments (tels que les édulcorants), qui sont néfastes car ils amènent le corps à dépenser plus d'énergie qu'il n'en consomme réellement.

Qui peut suivre un régime FODMAP ?

L'une des principales recommandations de plusieurs experts en santé et en nutrition stipule que seules les personnes souffrant d'une maladie intestinale devraient suivre un régime pauvre en FODMAP. Pour cette raison, **il est nécessaire de consulter un professionnel de la santé** pour obtenir un diagnostic précis avant de commencer à planifier un menu hebdomadaire.

Après le diagnostic, l'étape suivante consiste à consulter un nutritionniste ou un diététicien pour obtenir les instructions précises sur la manière de suivre le régime et d'établir son suivi périodique, car la surveillance est indispensable pour obtenir de bons résultats.

Outre l'aide spécialisée, il existe également plusieurs idées de recettes adaptées et délicieuses pour suivre correctement un régime FODMAP. Les différentes préparations suivantes peuvent contribuer à enrichir et à compléter votre menu quotidien fait à la maison.

Blettes sautées au jambon Serrano

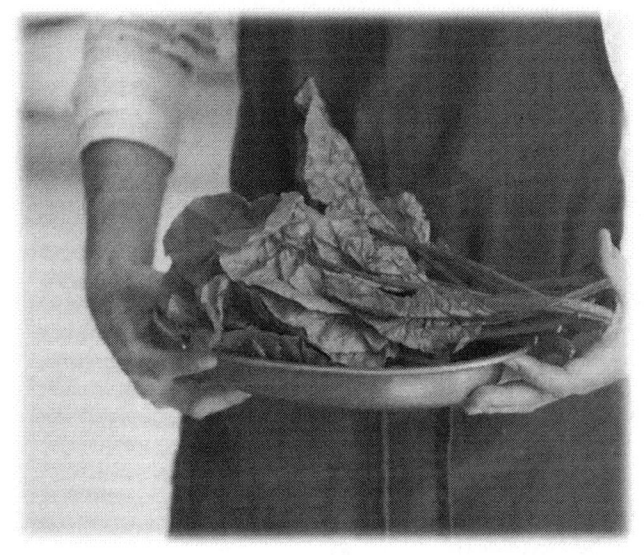

Pour préparer cette recette, les blettes doivent être fraîches: c'est la meilleure façon d'en tirer le meilleur de leur saveur et de leurs nutriments. Comme il s'agit d'une préparation légère et simple, elle peut faire partie du repas du soir.

Ingrédients pour 4 personnes:

- 500 g s de blettes (elles peuvent être de la variété arc-en-ciel, pour donner plus de couleur au plat).
- 100 g de jambon Serrano.
- Le jus d'un ½ citron.
- Huile d'olive extra vierge.

Préparation :

1) Lavez les blettes plusieurs fois pour enlever toute trace de terre, puis coupez la partie où se trouvent les racines (en bas) avec un couteau. Enfin, coupez en morceaux d'environ 3 cm et faites bouillir pendant 6 minutes.
2) Faites chauffer une poêle antiadhésive et versez-y un peu d'huile d'olive extra vierge, ajoutez les blettes et faites-les sauter pendant 5 minutes. Retirez-les ensuite de la poêle.
3) Coupez le jambon Serrano en petits cubes et ajoutez-les dans la poêle pour les faire cuire, en remuant bien pour tout intégrer.
4) Servez immédiatement et arrosez (selon votre goût) d'un peu de jus de citron.

Si vous préférez ce plat pour le petit-déjeuner, vous pouvez le compléter avec deux pommes de terre bouillies (on peut les faire au micro-ondes), coupées en deux et sautées avec les blettes.

Courgettes sautées aux crevettes

En plus d'être une recette très saine, elle est également savoureuse, légère et nutritive, sans compter que sa préparation est très simple, pratique et polyvalente, car elle s'adapte à tous les menus.

Ingrédients pour 2 personnes :

- 200 g de crevettes congelées.
- 2 courgettes (petites ou moyennes).
- 1 cuillère à soupe d'aneth.
- Huile d'olive extra vierge.
- Sel et poivre au goût.
- Persil frais au goût.
- le zeste et le jus d'un citron.

Préparation :

1) Lavez bien les courgettes et coupez-les dans le sens de la longueur, d'une épaisseur d'un demi-doigt environ.
2) Chauffez une poêle antiadhésive à feu vif, en ajoutant un filet d'huile d'olive pour faire cuire les crevettes (elles peuvent être congelées ou plongées dans de l'eau chaude pour faire fondre la glace).
3) Faites sauter les crevettes jusqu'à ce qu'elles commencent à changer de couleur, puis salez et poivrez, remuez doucement et ajoutez le zeste de citron.
4) Réduisez la flamme à faible intensité tout en incorporant les crevettes et continuez à les faire sauter pendant quelques minutes supplémentaires. Ajoutez l'aneth et le persil selon votre goût, en continuant toujours à remuer doucement.
5) Servir les crevettes fraîchement cuites et ajoutez un peu de jus de citron et une pincée de poivre. Vous pouvez ajouter un peu de persil frais haché.

La polyvalence de ce plat en fait une préparation idéale pour un dîner léger et simple, bien qu'il soit parfait aussi, servi en entrée ou comme garniture pour du poisson grillé ou rôti.

Bouchées de courgettes et de pommes de terre au four

Une recette saine et facile à réaliser, parfaite pour être dégustée par tous les membres de la famille, même les plus petits qui se régaleront des bouchées de courgettes et de pommes de terre. Elle peut être servi en accompagnement de n'importe quel menu principal, au petit-déjeuner ou comme en-cas entre les repas.

Ingrédients pour 30 bouchées :

- 3 pommes de terre de taille moyenne.
- 2 courgettes moyennes.
- 10 g de parmesan.
- Poivre noir frais.

- Sel au goût.
- Huile d'olive extra vierge.

Préparation :

1) Préparez une plaque de cuisson et tapissez-la de papier sulfurisé tout en préchauffant le four à 200º C. Lavez et séchez très bien les courgettes et les pommes de terre.
2) Mettez les pommes de terre dans une casserole avec de l'eau et faites-les cuire pendant 20-25 minutes dans leur peau ; vous pouvez utiliser un cure-dent pour voir si elles sont cuites, en vous assurant qu'elles ne soient pas trop molles. Puis refroidir à l'eau.
3) Pendant la cuisson des pommes de terre, râpez les courgettes (une râpe à gros trous convient bien), puis ajoutez une pincée de sel.
4) Egouttez les pommes de terre, les épluchez et les râpez dans un bol, assaisonnez selon votre goût et ajoutez le parmesan. Mélangez très bien jusqu'à obtenir une masse homogène.
5) Prenez de petites portions de la pâte avec une cuillère pour former des croquettes et étalez-les sur la plaque de cuisson.
6) Badigeonnez les croquettes d'huile d'olive et faites-les cuire au four pendant 30 minutes, jusqu'à ce qu'elles commencent à dorer. Retournez-les à mi-cuisson pour une cuisson plus uniforme.

La meilleure façon de déguster ces bouchées est lorsqu'elles sortent du four, car elles sont croustillantes.

Sauté de poulet au paprika et au potiron

C'est l'un des plats les plus polyvalents qui composent le régime pauvre en **FODMAP**, car il peut être servi de différentes manières et accompagné de différentes préparations, du riz au quinoa.

Ingrédients pour 2 personnes :
- 250 g de blanc de poulet.
- 300 g de potiron.
- ½ cuillère à soupe de paprika fort.
- ½ cuillère à café de cumin moulu.
- 1 cuillère à soupe de paprika doux fumé.
- 1/2 verres de vin blanc.
- Sel et poivre noir à volonté.
- Huile d'olive extra vierge.
- Persil frais au goût pour servir.

Préparation :

1) Coupez les blancs de poulet en morceaux et placez-les dans un bol, puis versez un filet d'huile d'olive, du cumin, du paprika doux et épicé et une pincée de poivre noir. Mélangez bien et laissez reposer au frais.
2) Pendant ce temps, pelez les potirons, retirez les graines et coupez la chair en cubes, puis faites-les cuire à la vapeur avec une pincée de poivre et de sel.
3) Faites chauffer une poêle antiadhésive à feu vif et ajoutez un filet d'huile d'olive, puis ajoutez le poulet et faites-le frire. Laissez refroidir les blancs de poulet pendant quelques minutes, puis séchez-les avec du papier absorbant. S'il reste de la graisse dans la poêle, retirez-la.
4) Remettez les blanc de poulet dans la poêle avec le potiron. Remuez bien et versez le vin blanc.
5) Assaisonnez avec du sel et du poivre, remuez et continuez la cuisson jusqu'à ce que vous obteniez la saveur désirée. Au moment de servir, ajouter du persil frais haché.

Pour transformer cette recette en plat principal, il ne manque qu'un légume crémeux ou une salade!

Purée de citrouille

La courge (ou le potiron, la citrouille) est l'un des aliments autorisés dans le cadre d'un régime pauvre en **FODMAP** et peut être utilisé pour préparer de nombreux plats, mais cette fois, la recette recommandée est une purée classique.

Ingrédients pour 1 unité:
- 1 grosse citrouille.

Préparation :

1) Préparez une plaque de cuisson et tapissez-la de papier sulfurisé, préchauffez le four à une température de 200º C.
2) Bien nettoyez la courge, en enlevant toute poussière ou saleté qui pourrait encore être présente, puis coupez et jetez les extrémités.
3) Coupez -la en deux dans le sens de la longueur et retirez toutes les graines.
4) Placez les deux moitiés de potiron sur la plaque de cuisson (la position recommandée est la tête en bas) et faites cuire pendant 25-30 minutes, le temps nécessaire pour que la chair se ramollisse. À la sortie du four, retournez-les et attendez qu'ils refroidissent.
5) Retirez son contenu à l'aide d'une cuillère, transférez-le dans le bol d'un mixeur ou d'un robot et mixez-la jusqu'à ce qu'il soit lisse et crémeux.

Purée de patates douces à la coriandre

Les ingrédients qui composent la recette de la purée de patates douces à la coriandre font de ce plat une préparation différente et spéciale, d'autant plus que, mélangés ensemble, ils constituent une combinaison de saveurs délicieuses et saines.

Ingrédients :

- 4 patates douces.
- 1 poignée de coriandre hachée, de préférence fraîche.
- 2 citrons verts.
- Sel et poivre.
- Huile d'olive extra vierge.

Préparation :

1) Lavez, nettoyez et séchez bien les patates douces, puis placez-les dans un récipient allant au micro-ondes (de préférence en verre).
2) Coupez un citron vert et mettez-le avec les patates douces, enveloppez le récipient hermétiquement avec du papier sulfurisé, mettez-le dans le micro-ondes et faites-le tourner à la puissance maximale pendant 12-15 minutes.
3) Lorsque le temps est écoulé, retirez le papier sulfurisé (en faisant très attention de ne pas vous brûler avec la vapeur) et refroidissez les patates douces à l'eau froide.
4) Épluchez les patates douces, placez-les dans un bol et écrasez-les avec une fourchette, ajoutez le jus de citron vert, un filet d'huile d'olive, du sel et du poivre à votre goût et enfin la coriandre fraîche hachée. Mélangez bien et servez.

Une préparation qui peut être utilisée pour le petit-déjeuner ou comme collation entre les repas ! Bien que certains diététiciens **FODMAP** la recommandent comme garniture pour la viande et le poisson.

Omelette de pommes de terre

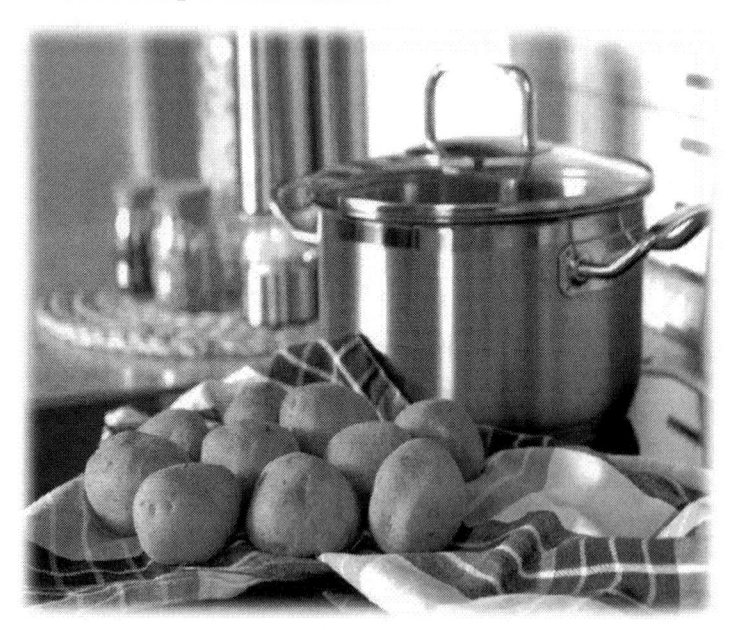

L'un des principaux avantages de la consommation de pommes de terre (surtout les blanches) est qu'elles apportent des quantités élevées de phénoliques, d'acide folique et de potassium à l'organisme. Il s'agit sans aucun doute d'un aliment essentiel pour un régime pauvre en FODMAP.

Ingrédients pour 4 personnes :
- 4 pommes de terre de taille moyenne.
- 6 blancs d'œufs.
- 10 ml d'huile d'olive extra vierge.
- Persil frais au goût.
- Sel au goût.

Préparation :
1) Bien laver les pommes de terre, en enlevant toute trace de saleté, puis coupez-les en morceaux (sans l'éplucher) et mettez-les dans une casserole pour les faire cuire à grands eaux pendant 8 minutes.
2) Lorsque le temps est écoulé, éteignez le feu, mais laissez les pommes de terre dans la casserole pour permettre à la vapeur de finir la cuisson.
3) Une fois refroidie et maniable, retirez la peau et assaisonnez avec du sel à votre goût et du persil frais haché. Ajoutez les blancs d'œufs et mélangez bien.
4) Faites chauffer une poêle antiadhésive avec un peu d'huile d'olive, versez-y tout le mélange et laissez-le cuire jusqu'à ce que le blanc d'œuf commence à dorer. Retournez l'omelette et

attendez quelques minutes pour qu'elle soit doré également de l'autre côté.

L'omelette aux pommes de terre contient une forte teneur en protéines, en fibres, en minéraux et en vitamines, qui apportent à l'organisme la satiété dont il a besoin ! Elle peut être servie avec une salade de légumes.

Carpaccio de concombre

Il s'agit d'un plat léger et très rafraîchissant, qui se digère également rapidement, facilitant ainsi un bon transit intestinal, si nécessaire pour les personnes souffrant de troubles du côlon irritable.

Ingrédients pour 4 personnes :
- 3 petits concombres.
- Huile d'olive extra vierge.
- Vinaigre de vin blanc.
- Sel au goût.
- Une poignée de feuilles de menthe.

Préparation :
1) Lavez très bien les concombres, sans laisser de saleté sur la peau, puis à l'aide d'une râpe ou d'une mandoline, coupez l'un des concombres en très fines lamelles et les deux autres en tranches très fines (vous pouvez choisir d'enlever la peau complètement, partiellement ou de la laisser, c'est une question de goût personnel).
2) Ajoutez 80 ml d'huile d'olive dans un verre, un filet de vinaigre de vin blanc et une pincée de sel. Hachez les feuilles de menthe et mélangez-les avec les lamelles de concombre, puis laissez mariner pendant 15 minutes.
3) Disposez les tranches de concombre sur l'assiette (en cercle) et dans l'espace au centre, ajoutez le mélange de menthe macérée et de concombre préparé précédemment. Enfin, versez un filet de vinaigrette sur la couronne de l'assiette.

Avec cette recette simple, vous pouvez accompagner un poisson grillé pour assurer une nutrition équilibrée et en même temps éviter de bouleverser votre estomac !

En-cas sain: Chips de patates douces bicolores

Préparer des chips de patates douces et de pommes de terre à la maison est un excellent moyen de s'assurer un en-cas sain, surtout pour ceux qui suivent un régime pauvre en FODMAP.

Ingrédients nécessaires pour 4 personnes :
- 1 grosse patate douce.

- 1 grosse pomme de terre.
- 30 ml d'huile d'olive extra vierge.
- Paprika épicé ou doux.
- Gros sel.
- Poivre noir fraîchement moulu.

Préparation :

1. Enduisez une grande plaque de cuisson avec de l'huile d'olive et préchauffez le four à une température de 200º C. Lavez très bien la patate douce et la pomme de terre, puis séchez-les et enlevez la peau avec un couteau ou un éplucheur. Coupez ensuite les deux légumes en tranches très fines.
2. Faites tremper la patate douce et la pomme de terre, dans un bol d'eau froide, pendant 30 minutes.
3. Égouttez, rincez et séchez très bien les portions, puis étalez-les sur la plaque de cuisson, en essayant de faire une seule couche, mais sans les laisser déborder.
4. Badigeonnez légèrement les portions d'huile d'olive, assaisonnez de sel à votre goût, de poivre noir et d'une pincée de paprika.
5. Faites cuire au four pendant environ 10-15 minutes (en vérifiant toujours qu'ils ne brûlent pas) et retirez-les enfin lorsque les portions sont dorées.

Manger des chips de patates douces bicolores fraîchement cuites est la meilleure façon de les apprécier!

Œufs au four avec courgettes

Les œufs sont considérés comme étant l'un des aliments les plus sains et les plus polyvalents qui puissent faire partie d'un régime pauvre en FODMAP. Ils peuvent être utilisés de diverses manières et faire partie du menu quotidien, que ce soit au petit-déjeuner ou au dîner, c'est une question de choix personnel, comme dans le cas de la recette suivante.

Ingrédients pour 2 personnes :

- 2 œufs.
- 1 grosse courgette.
- 10 ml de vinaigre (de pomme ou de riz).
- Persil frais.
- Herbes provençales.
- Curcuma moulu.
- Poivre noir et sel.

- Huile d'olive extra vierge.

Préparation :

1) Préchauffer le four à une température de 200°C et graisser deux petits récipients avec leurs couvercles avec de l'huile d'olive. Laver et bien sécher la courgette, puis la couper en petits cubes. Une fois coupée, verser un peu de vinaigre et remuer doucement, assaisonner à votre goût, ajouter le curcuma et les herbes de Provence, en continuant à remuer jusqu'à ce que les ingrédients soient intégrés.

2) Répartir la totalité du mélange dans les deux récipients, faire cuire pendant 10 minutes, puis mettre les couvercles sur chacun d'eux et faire cuire à nouveau, mais cette fois pendant 8-10 minutes.

3) Retirer-le délicatement du four et attendre qu'il refroidisse, puis ouvrir un espace au milieu de l'ensemble (jusqu'à ce que le fond des récipients soit visible), casser les œufs et placer les dans ces espaces.

4) Saler et poivrer, remettre au four sans couvrir les récipients et laisser cuire pendant environ 8-10 minutes, le temps nécessaire pour que les œufs soient cuits (le jaune doit encore être liquide à l'intérieur, mais le blanc doit être parfaitement cuit et très blanc).

5) Ajouter du persil frais haché au moment de servir.

Associé à une salade de légumes, il peut constituer un délicieux dîner léger!

Pommes de terre au romarin au four

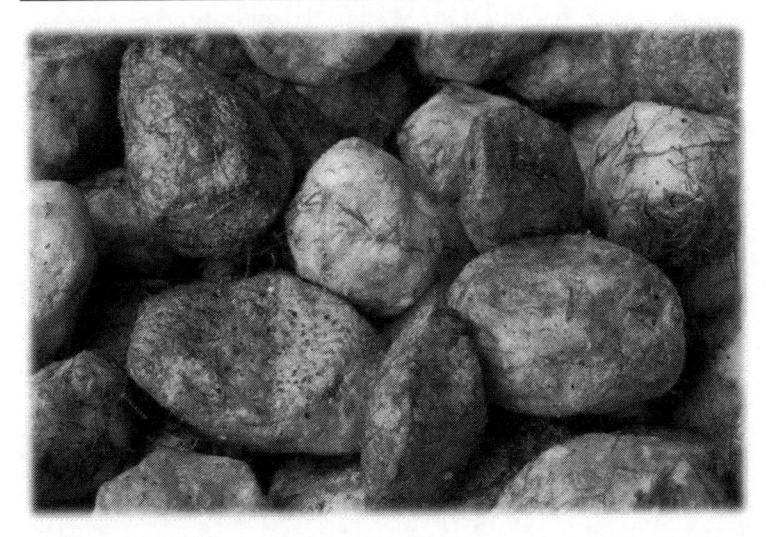

Les pommes de terre au romarin sont l'une des recettes les plus faciles à préparer et les plus savoureuses qui composent le menu quotidien du régime FODMAP. Ils peuvent être un en-cas entre les repas ou une excellente garniture d'un plat principal.

Ingrédients pour 4 personnes :

- 4 pommes de terre (moyennes).
- 3 brins de romarin frais.
- 45 ml d'huile d'olive extra vierge.
- Sel et poivre noir moulu à volonté.

Préparation :

1) Préchauffer le four à 200°C, puis bien laver les pommes de terre, en enlevant toute saleté de la peau, car elles seront cuites avec la peau. Sécher et couper en deux. Ensuite, chaque moitié doit être coupée en 4 morceaux de taille similaire.
2) Le travail avec le romarin consiste à séparer les feuilles de la tige (cette dernière peut être jetée) et à les hacher finement.
3) Dans un grand bol, ajoutez les quartiers de pommes de terre, versez l'huile d'olive et assaisonnez à votre convenance avec du sel et du poivre. Mélangez le tout (de préférence avec vos mains) de façon à ce que le mélange soit complètement intégré et recouvre entièrement les pommes de terre.
4) Transférez les pommes de terre sur une plaque de cuisson, préalablement recouverte de papier sulfurisé, en les répartissant sur toute la surface, et en laissant un espace pour les séparer légèrement.
5) Faites cuire au four pendant 30 minutes, mais à mi-cuisson, retournez les pommes de terre pour assurer une meilleure cuisson et laissez-les pendant encore 10 minutes, ou jusqu'à ce qu'elles soient suffisamment dorées. Servir immédiatement après la cuisson.

Ces pommes de terre au romarin peuvent constituer un accompagnement idéal pour des plats de poisson ou de viande!

Œufs brouillés à la tomate

Une préparation assez simple, mais nutritive et en même temps acceptable pour les FODMAP, des œufs brouillés à la tomate. Ils peuvent être combinés avec des légumes pour ajouter de la couleur et de la saveur au petit-déjeuner ou au dîner, tous les jours de la semaine.

Ingrédients pour 2 personnes :

- 4 tomates mûres.
- 3 gros œufs frais.
- Huile d'olive extra vierge.
- Sel.

Préparation :

1) Faire chauffer une poêle antiadhésive avec un peu d'huile d'olive. Pendant ce temps laver et peler les tomates, puis les couper en petits morceaux.
2) Mettre les morceaux de tomates dans la poêle environ 3 à 5 minutes; il n'est pas nécessaire de les laisser très longtemps. Il ne s'agit pas de faire de la sauce tomate !
3) Battre légèrement les œufs dans un bol, saler à volonté, puis ajouter le mélange de tomates et remuer (de préférence avec une cuillère en bois) et laisser sur le feu pendant quelques minutes.
4) Attendre que l'œuf soit cuit et servir immédiatement pendant qu'il est encore chaud.

Il vous sera impossible de trouver une recette plus facile et plus rapide à réaliser!

Œufs avec jambon Serrano

C'est la meilleure alternative dans la préparation typique des recettes avec des œufs, qui sont généralement frits ou brouillés. Cependant, la possibilité d'ajouter du jambon Serrano rend ce plat idéal pour le dîner ou le petit-déjeuner.

Ingrédients pour 1 personne

- 2 tranches de jambon Serrano.
- 2 gros œufs frais.
- 50 g de mozzarella.
- Sel et poivre noir moulu (frais).
- Persil frais.
- Petits moules à muffins ou moules en aluminium jetables.

Préparation :

1) Préchauffer le four à 180º C, graisser chaque moule avec de l'huile d'olive et y insérer une tranche de jambon Serrano.
2) Hacher deux brins de persil, débiter la mozzarella en cubes et battre les œufs dans un bol.
3) Après avoir battu les œufs, assaisonner de sel et de poivre et ajouter la mozzarella et le persil haché.
4) Chaque moule doit être rempli à ras bord avec le mélange fraîchement préparé, puis transféré au four et cuit pendant 25 minutes. Une fois le temps est écoulé, retirer et servir immédiatement, encore chaud.

Les œufs sont une excellente source de protéines et leur consommation peut être très bénéfique pour la santé !

Blanc de poulet au four : juteux et épicé

La viande de poulet occupe toujours une place de choix dans tout régime, en particulier la poitrine, c'est la raison pour laquelle elle figure dans ce menu varié de recettes FODMAP.

Ingrédients pour 2 personnes :
- 2 blancs de poulet entiers.
- 3 à 4 cuillères à café d'épices selon vos gouts.
- 2 cuillères à café d'huile d'olive extra vierge.
- 2 cuillères à café de sel fin.
- Jus de citron (une goutte).
- De l'eau froide.

Préparation :
1) Préchauffer le four à 190º C, retirer l'excès de graisse des poitrines et les sécher avec du papier absorbant.
2) Dans un grand bol, verser une grande quantité d'eau et ajouter le sel. Remuer pour le faire dissoudre. Faites-y tremper complètement les poitrines. Laissez tremper pendant 1 heure au réfrigérateur. Retirer les poitrines et bien sécher avec du papier absorbant.
3) Préparer un plat à four en recouvrant le fond de jus de citron. Frotter les blancs de poulet avec de l'huile d'olive et recouvrir complètement avec les épices.
4) Faire cuire pendant 20 minutes et retournez-les à mi-cuisson pour qu'ils cuisent uniformément.
5) Couper en filets et servir.

Ces succulentes poitrines cuites au four peuvent constituer un plat principal pour le déjeuner avec un accompagnement de votre choix!

Poulet mariné au lait de coco et riz

Les boissons végétales sont autorisées dans le régime FODMAP. Dans cette recette, le lait de coco est donc idéal pour être utilisé comme une sorte de sauce, donnant au poulet mariné une touche spéciale.

Ingrédients pour 2 personnes :
- 400 g de blanc de poulet (coupé en petits morceaux)
- 400 ml de lait de coco.
- 3 tomates de vigne.
- 150 ml d'eau.
- 80 g de riz blanc.
- 5 g d'épices moulues.

- 2 g de gingembre frais (râpé).
- 1 citron.
- Huile d'olive extra vierge.
- Sel et poivre noir à volonté.

Préparation :

1) Placez le blanc de poulet dans un bol (préalablement nettoyé et séché), salez et poivrez selon votre goût, ajoutez une pincée de jus et de zeste de citron et du gingembre râpé. Mélangez le tout et couvrez avec du film alimentaire, laissez reposer pendant 1 heure au réfrigérateur.
2) Lavez, séchez, pelez et coupez les tomates. Faites chauffer une poêle et versez une goutte d'huile d'olive, ajoutez le poulet, ajoutez les épices, remuez doucement, puis ajoutez les tomates coupées. Faites cuire pendant 10 minutes, en vérifiant qu'il ne colle pas.
3) Ajoutez le riz et remuez doucement pendant 2 minutes; tout en remuant, ajoutez le lait de coco et un peu d'eau.
4) Augmentez la flamme jusqu'au point d'ébullition, puis baissez la flamme, couvrez la casserole et laissez mijoter pendant 25 minutes jusqu'à ce que le riz arrive à ébullition.

Une salade légère et un fruit pour le dessert complètent ce délicieux plat de midi!

Filet de porc à l'orange

Cette recette de filet (médaillons) de porc démontre clairement que le régime pauvre en FODMAP offre des plats très originaux et variés à déguster.

Ingrédients pour 4 personnes :
- 1 filet de porc, coupé en médaillons de 2 cm d'épaisseur.
- Le jus de 3 oranges.
- Ciboulette fraîche.
- Farine de maïs (facultatif).
- Huile d'olive extra vierge.
- Sel et poivre noir moulu.

Préparation :

1) Faire chauffer une poêle et ajouter un peu d'huile d'olive, puis monter le feu pour saisir les médaillons (pendant 1 minute environ par côté), puis les retirer de la poêle.
2) Ajoutez un peu plus d'huile d'olive dans la poêle pour y incorporer la ciboulette fraîche hachée, en remuant doucement pour éviter qu'elle ne colle.
3) Saler et poivrer, ajouter les médaillons de porc, arroser de jus d'orange, couvrir et cuire pendant

10 minutes.

4) Au bout des 10 minutes, retirer la viande de la casserole et passer la sauce à travers une passoire, puis remettre dans la casserole et faire cuire à feu vif pendant environ 5 minutes, ou jusqu'à ce que la sauce épaississe (vous pouvez ajouter une pincée de maïzena) et assaisonner à nouveau avec du sel et du poivre si nécessaire.

5) Servir les médaillons en versant la sauce dessus.

Des pommes de terre en purée ou un accompagnement de riz blanc peuvent compléter ce savoureux déjeuner!

<u>*Boulettes de viande de veau au jus de citron*</u>

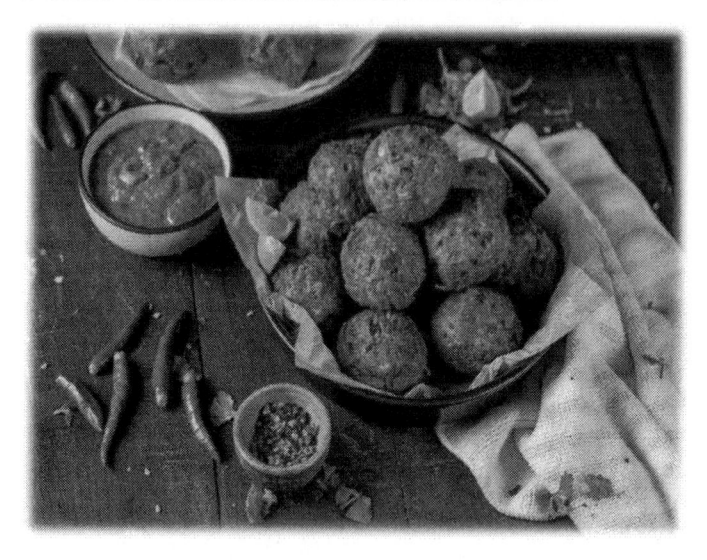

Un plat riche en saveurs grâce à la touche citrique apportée par le jus de citron.

Ingrédients pour 4 personnes :
- 500 g de veau haché.
- 15 ml de jus de citron.
- 4 g de cumin moulu.
- 2 g de coriandre moulue.
- 1 bouquet de persil frais.
- 2 g de cayenne moulu (selon le goût).
- Sel et poivre noir moulu.
- Ciboulette fraîche (pour la sauce).
- Un petit morceau de gingembre frais (pour la sauce).
- 5 g de curcuma moulu (pour la sauce)

- 1 poivron rouge (doux ou piquant pour la sauce).
- 1 citron coupé en quartiers.
- Une pincée de paprika doux (pour la sauce).
- Coriandre ou persil frais au goût (pour la sauce).
- Huile d'olive extra vierge.

Préparation :

1) Bien laver vos mains. Placer le veau haché dans un bol profond, ajouter la ciboulette, les épices et le persil finement hachés, mélanger le tout avec vos mains et assaisonner à votre convenance.
2) Pétrissez avec vos mains pour bien mélanger tous les ingrédients et obtenir une pâte homogène. Prenez ensuite de petites portions et formez des galettes. Mettre de côté et attendre quelques minutes.
3) Faites chauffer une casserole et versez-y 2 cuillères à soupe d'huile d'olive, puis ajoutez les ingrédients de la sauce et faites-les cuire à feu moyen jusqu'à ce qu'ils soient dorés. Ajoutez le curcuma, le persil ou la coriandre et le paprika, remuez et ajoutez un verre d'eau pour couvrir.
4) Réduisez la flamme à feu doux et laissez mijoter pendant 15 minutes, puis ajoutez les boulettes de viande, couvrez la poêle et poursuivez la cuisson pendant 15 minutes supplémentaires.
5) À mi-cuisson, remuez doucement pour assurer une cuisson plus complète, arrosez de jus de citron et ajoutez les clous de girofle (facultatif). Assaisonner de sel et de poivre, couvrir à nouveau et poursuivre la cuisson pendant 10 minutes. Retirer les clous de girofle avant de servir.

Au moment de servir les boulettes de viande, vous pouvez ajouter un peu de coriandre ou de persil dans l'assiette!

Merlu aux tomates cerises et aux pommes de terre

La particularité de cette recette est qu'elle peut être cuisinée de deux manières différentes, au four ou dans une mijoteuse, mais dans les deux cas, elle offre des nutriments sains et un goût délicieux.

Ingrédients pour 2 personnes :
- 2 merlus coupés en filets.
- 100 g de tomates cerises.
- 400 g de pommes de terre fraîches (petites).
- 100 ml de vin blanc.
- 10 ml de jus de citron.
- Huile d'olive extra vierge.
- Poivre noir et sel.

- Thym frais.

Préparation :

1) Laver soigneusement les tomates et les pommes de terre, puis les placer dans une casserole, couvrir d'eau et porter à ébullition. Assurez-vous qu'ils soient tendres à l'intérieur, mais fermes à l'extérieur. Retirer et laisser refroidir.
2) Les pommes de terre doivent être coupées en petits morceaux (laisser la peau si vous le souhaitez).
3) Chauffez une poêle avec un filet d'huile d'olive, ajoutez les pommes de terre, salez et poivrez, ajoutez les tomates (coupées en deux) et faites-les sauter à feu moyen jusqu'à ce qu'elles changent de couleur.
4) Ajoutez le thym frais et poursuivez la cuisson pendant encore 5 minutes, puis disposez les filets de merlu, versez le jus de citron et le vin, salez et poivrez à nouveau et laissez cuire jusqu'à ce que l'alcool soit évaporé.
5) Couvrir et baisser le feu à un faible frémissement jusqu'à la cuisson parfaite du poisson.

Un plat si complet qu'il est parfait pour un repas de midi !

Cabillaud et pommes de terre à la vapeur

Un plat savoureux, sain et facile: voici la recette du cabillaud à la vapeur avec des pommes de terre cuites au micro-ondes.

Ingrédients pour 2 personnes :
- 2 filets de cabillaud.
- 6 pommes de terre (petites).
- 1 citron (petit).
- Huile d'olive extra vierge.
- Paprika doux.
- Thym frais.
- Poivre noir et sel.

Préparation :

1) Lavez et bien séchez les pommes de terre, puis coupez-les en fines tranches (vous pouvez laisser la peau) et placez-les dans un bol ou un plat profond.
2) Ajoutez un peu de jus de citron, un filet d'huile d'olive, du thym frais, du paprika, du sel et du poivre selon votre goût. Remuez pour mélanger et placez dans un récipient allant au micro-ondes (un récipient en verre est le meilleur).

3) Mettez le micro-ondes à la puissance maximale et faites cuire le mélange pendant 3 minutes, en veillant à ce que les pommes de terre ne soient pas trop cuites. Après ces 3 minutes, ajoutez les filets de cabillaud, en les plaçant sur le dessus du mélange, mais côté peau vers le bas.
4) Assaisonnez avec du thym frais, un peu plus de citron, du sel et du poivre à votre convenance et versez un filet d'huile d'olive.
5) Laissez cuire pendant encore 4-6 minutes, le temps que le poisson devienne juteux.

Complétez ce plat savoureux avec une salade de légumes !

Salade de saumon aux herbes fraîches et aux pommes de terre

Une salade de saumon chaud offre une nuance différente de goût et de texture au régime pauvre en FODMAP, surtout avec l'inclusion d'herbes fraîches.

Ingrédients pour 2 personnes:

- 6-8 pommes de terre fraîches (petites).
- 2 filets de saumon.
- 4 tomates poires.
- 1 citron vert.
- 1 citron.
- Huile d'olive extra vierge.
- Persil frais.
- Du basilic frais.
- Vinaigre de cidre de pomme.
- Sel et poivre noir.
- Ciboulette fraîche.

Préparation :

1) Nettoyez soigneusement le saumon, en enlevant les arêtes et la peau, puis coupez-le en petits morceaux de la taille d'une bouchée. Arrosez de jus de citron vert, ajoutez une pincée de poivre noir et un peu de persil haché. Mettez au frais et laissez reposer.
2) Faites cuire les pommes de terre à la vapeur ou au micro-ondes et, une fois refroidies, coupez-les en petits morceaux. Lavez et coupez les tomates.
3) Hachez le persil, quelques feuilles de basilic et la ciboulette, ajoutez un filet de jus de citron, d'huile d'olive, de jus de citron vert et de vinaigre selon votre goût. Mélangez le tout (y compris les pommes de terre).
4) Faites chauffer une poêle, ajoutez un peu d'huile d'olive et chauffez à feu vif pour faire dorer

le saumon pendant 3-5 minutes.

5) Dressez les plats et servez, en répartissant uniformément tous les ingrédients, en ajoutant les tomates coupées en morceaux et, si vous le souhaitez, quelques herbes fraîches.

Il peut être mangé à tout moment de la journée car c'est un repas complet!

Hamburgers au thon

Une préparation riche en protéines idéale pour le dîner, c'est pourquoi elle fait partie du régime FODMAP.

Ingrédients pour 2 portions :
- 250 g de filet de thon.
- 2,5 ml de jus de citron vert.
- 1 jaune d'œuf.
- Un demi-piment frais.
- Aneth frais.
- Huile d'olive extra vierge.
- Poivre noir frais.

Préparation :

1) Laver et bien sécher les filets de thon (avec du papier absorbant), puis les couper en morceaux et les placer dans un bol profond. Rincer et hacher le demi-piment, l'aneth et le jaune d'œuf. Ajouter tous les ingrédients au poisson.

2) Verser le jus de citron et ajouter le reste des ingrédients, bien incorporer jusqu'à l'obtention d'un un mélange homogène. Couvrir avec du film alimentaire et mettre au réfrigérateur pendant 15 minutes.

3) Enduire vos mains d'huile d'olive et former deux galettes (de même taille). Faire chauffer une poêle ou une grille avec un peu d'huile d'olive et faites cuire les galettes à feu moyen pendant 4-5 minutes de chaque côté.

Cette recette peut être servie avec tout, par exemple des légumes sautés ou une salade fraîche!

Riz aux champignons et au potiron

Le riz crémeux aux champignons et au potiron est une recette pauvre en calories et en FODMAP, et très simple à réaliser.

Ingrédients pour 2 portions:
- 200 g de potiron sans la peau et coupé en cubes.

- ½ tasse de riz blanc.
- 1 tasse de champignons émincés.
- 2 cuillères à soupe de parmesan râpé.
- 1 cuillère à soupe de fromage à tartiner.
- 2 cuillères à soupe d'huile d'olive extra vierge.
- Bouillon de légumes.
- 1 oignon.

1) Chauffer une poêle suffisamment profonde et ajouter un peu d'huile d'olive. Laver et hacher l'oignon et faire revenir jusqu'à ce qu'il soit tendre. Bien mélanger et ajouter le riz. Remuer jusqu'à ce que la couleur du riz devienne transparente.

2) Versez le bouillon de légumes (chaud) pour couvrir le riz et faites cuire pendant 5 minutes, dès que l'eau commence à réduire, ajoutez le potiron. Ajoutez le bouillon de légumes.

3) Faites cuire jusqu'à ce que le liquide s'évapore et pour que le riz et le potiron soient cuits. Au besoin rajouter un peu de bouillon chaud. Ajoutez les champignons et poursuivez la cuisson pendant quelques minutes supplémentaires.

4) Enfin, ajoutez le fromage à tartiner pour obtenir une texture crémeuse. Au moment de servir (de préférence chaud), ajoutez le fromage râpé.

En plus de sa texture crémeuse et de son goût riche, cette recette apporte de nombreux nutriments tels que du potassium, des vitamines B, des fibres et du calcium!

Poisson bouilli

Un plat léger et un excellent moyen de satisfaire l'appétit, que ce soit comme plat principal le midi ou pour le dîner, voici la recette du poisson bouilli.

Ingrédients pour 2 personnes :
- 2 filets de merlu (ou autre poisson de votre choix)
- 1 carotte.
- 1 feuille de laurier.
- 10 grains de poivre noir.
- 1 pomme de terre.
- Une poignée de persil frais.
- De la ciboulette.
- Sel.

- Un oignon

Préparation :

1) Si le poisson est congelé, il est préférable de le décongeler lentement, en le laissant au réfrigérateur pendant 24 heures. Placez-le ensuite pendant 30 minutes à température ambiante pour compléter le processus.
2) Dans une casserole (avec du fumet de poisson ou de l'eau), faites mijoter l'oignon, la carotte coupée en rondelles et la pomme de terre finement coupée (½ cm chacun). Ajoutez les 10 baies de poivre noir, la feuille de laurier et le persil frais pour atteindre le goût désiré.
3) La quantité de liquide doit couvrir tous les ingrédients (juste au-dessus). Porter à ébullition. Laisser mijoter pendant 15 minutes et vérifier que les carottes et les pommes de terre sont tendres.
4) Au bout de 15 minutes, ajouter le poisson et le faire cuire 4 ou 5 minutes pour qu'il commence à changer de couleur, puis éteindre le feu, en laissant le poisson poursuivre sa cuisson encore 2 minutes.

Avant de servir, retirez la feuille de laurier, le persil et la carotte cuite, puis dégustez un délicieux poisson bouilli!

Steak de veau rôti juteux

Pour obtenir les meilleurs résultats avec cette recette du régime FODMAP, il est préférable de faire mariner la viande la veille afin qu'elle absorbe mieux les ingrédients.

Ingrédients pour 8 personnes :

- 1,5 kg de veau.
- 2 feuilles de laurier.
- De la ciboulette.
- Huile d'olive extra vierge.
- Thym séché au goût.
- Poivre noir moulu et sel.
- L'eau.
- Du vin blanc.

- 1 oignon

1) Lorsque vous achetez de la viande chez le boucher, demandez qu'elle soit préparée, bien nettoyée, dégraissée et attachée avec la ficelle appropriée.
2) Préchauffez le four à 180º C, prenez une plaque de cuisson, lavez et hachez bien l'oignon, puis placez-le sur la plaque et mettez le veau (déjà assaisonné à votre goût) par-dessus.
3) Arrosez généreusement le veau de vin blanc et d'huile d'olive, puis dispersez le thym des deux

côtés de la viande.

4) Ajoutez la feuille de laurier et un peu d'eau pour obtenir une bonne marinade et faites cuire pendant 1 heure, en veillant à ce qu'elle soit cuite des deux côtés.

5) Assurez-vous que la viande soit bien cuite mais encore juteuse, il est alors temps de la retirer du four. Laissez la plaque de cuisson sur le feu si vous voulez épaissir la sauce.

6) Si vous avez besoin de plus de sauce, ajoutez un peu d'eau et un filet de vin, puis passez le contenu dans une passoire. Couper la viande en fines tranches et servir en versant la sauce dessus.

Un poivron vert haché ou une salade mixte sera la garniture idéale de ce plat savoureux!

En-cas de pâtes au parmesan et au beurre pour 1 personne

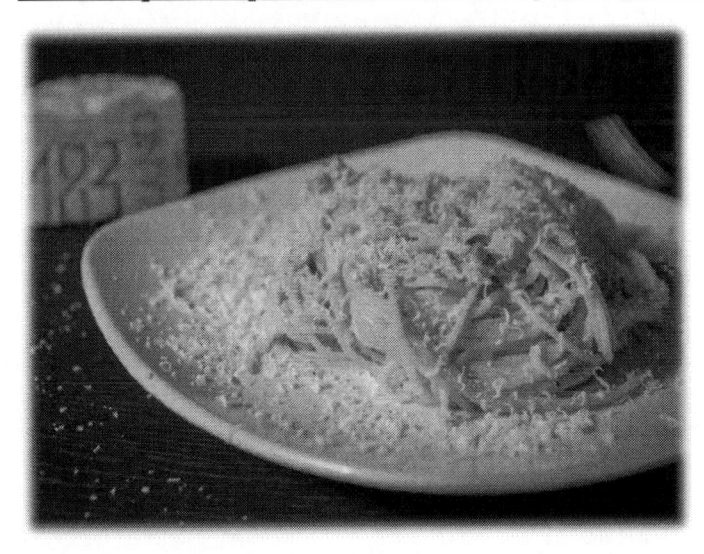

Le beurre grillé et le parmesan râpé font de ce plat l'un des classiques les plus attrayants à inclure dans le régime FODMAP.

Ingrédients pour 1 personne :

- 80 g de pâtes longues (par exemple spaghetti).
- 20 g de fromage parmesan (finement râpé).
- 25 g de beurre.
- Poivre noir fraîchement moulu et sel au goût.

Préparation :

1) Dans une grande casserole, remplir d'eau salée et faire bouillir. Y ajouter les pâtes. Une minute exactement avant de retirer les pâtes, retirer environ 125 ml d'eau de cuisson et mettre de côté.

2) Retirez et égouttez les pâtes, mais conservez un peu d'humidité pour terminer la cuisson

pendant qu'elles refroidissent.

3) Mettez une grande poêle (assez grande pour contenir les pâtes et de préférence de couleur claire) sur un feu moyen pour faire fondre le beurre. Faites cuire en remuant souvent.
4) Le beurre doit prendre une légère couleur caramel et dégager une odeur de noisette, puis retirez du feu.
5) Ajoutez les pâtes, en remuant bien pour qu'elles s'imprègnent complètement du beurre, puis ajoutez le parmesan. Remuez à nouveau pour mélanger le tout.
6) Enfin, versez de petites cuillères d'eau du cuisson pour obtenir une consistance humide. Servez immédiatement.

Une pincée de poivre noir à et du parmesan a volonté sont les principaux accompagnements de ce plat traditionnel !

Fettuccine Alfredo

Les fettuccine Alfredo sont aussi faciles à préparer que délicieux, et leurs ingrédients ne comprennent pas de crème. C'est aussi un plat polyvalent qui peut être servi en de nombreuses occasions.

Ingrédients pour 4 personnes
- 350 g de fettuccine ou pâtes similaires.
- 80 g de parmesan.
- 80 g de beurre.
- Poivre noir moulu.
- Le sel.

Préparation :
1. Faites chauffer l'eau dans une grande casserole et ajoutez le sel. Attendez que le liquide bouille complètement avant d'ajouter les pâtes.
2. Éteignez le feu avant le temps recommandé sur l'emballage des pâtes si vous voulez obtenir des pâtes al dente.
3. Utilisez une passoire pour filtrer l'eau, mais gardez le liquide pour une utilisation ultérieure.
4. Prenez deux tasses de l'eau dans laquelle les pâtes ont été cuites et mettez-les dans une grande poêle avec le beurre. Chauffez et remuez doucement jusqu'à ce que le beurre fonde.
5. Ajouter la moitié du parmesan dans la poêle et remuer jusqu'à ce qu'il soit bien fondu.
6. Ajoutez les pâtes égouttées dans la poêle et remuez jusqu'à obtenir la consistance désirée. Si nécessaire, ajoutez un peu d'eau.
7. Incorporer le reste du fromage et saupoudrer d'un peu de poivre noir moulu avant de retirer le plat de la cuisinière.

8. Ajoutez un peu plus de poivre noir moulu aux pâtes lorsqu'elles sont servies.

Les fettuccine Alfredo suffisent à vous rassasier pour le déjeuner, mais elles peuvent aussi être combinées avec une salade légère ou être utilisées comme premier plat ou encore servies avec de la viande ou du poisson grillé.

Risotto au citron

Le risotto au citron est une préparation rafraîchissante au gout étonnant. De plus, c'est une recette rapide et facile qui surprendra vos invités.

Ingrédients pour 4 personnes
- 250 ml de vin blanc.
- 1 litre de bouillon de poulet.
- 60 g de fromage parmesan râpé.
- 80 g de beurre.
- 150 g d'oignon haché.
- 400 g de riz Arborio (ou riz long de Camargue).
- 1 cuillère à soupe de persil frais finement haché.
- 1 cuillère à soupe de jus de citron.
- 2 cuillères à soupe de zeste de citron.

Préparation :
1. Mettre 40 g de beurre dans une casserole dans laquelle vous ferez cuire le riz. Ajouter ensuite l'oignon et le faire suer jusqu'à ce qu'il soit tendre.
2. Ajoutez le riz, baissez le feu à température modérée et remuez jusqu'à ce que le riz change de couleur, c'est-à-dire jusqu'à ce qu'il soit bien incorporé au beurre.
3. Ajoutez le zeste de citron dans la poêle.
4. Dans une autre casserole, faites chauffer le jus de citron, le bouillon de poulet et le vin blanc. Laissez le tout bien remuer et chauffer.
5. Prenez une tasse du mélange de jus de citron, de vin et de bouillon et ajoutez-le au riz. Remuez jusqu'à ce que le riz absorbe le liquide. Répétez cette opération jusqu'à ce que le riz soit cuit, en général 30 à 40 minutes.
6. Retirez le riz de la casserole, ajoutez les 40 g de beurre et du fromage. Remuez et saupoudrez de persil.

Le risotto au citron doit être servi immédiatement pour éviter la formation de grumeaux; il est idéal

comme plat principal à l'heure du déjeuner.

Curry de poulet aux carottes

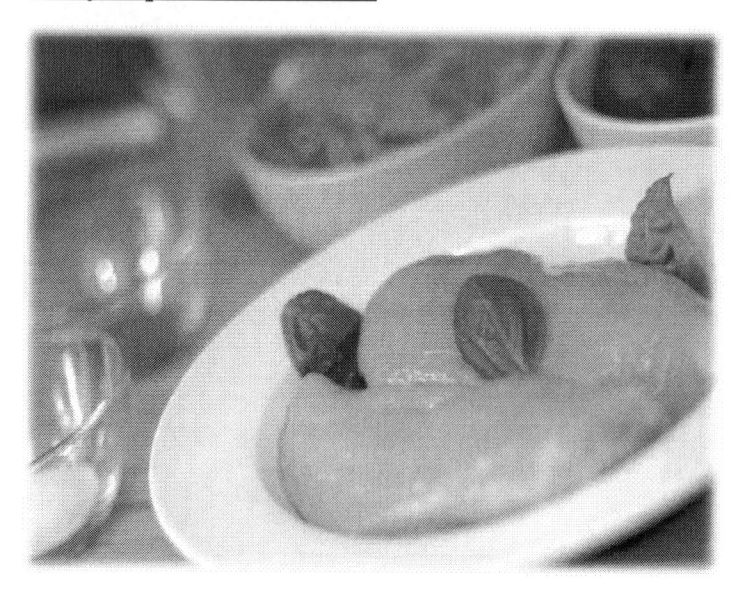

Tous les ingrédients de cette recette sont frais et pauvres en FODMAP. C'est un plat idéal pour ceux qui souffrent du syndrome du côlon irritable.

Ingrédients pour 1 personne
- 200 g de blanc de poulet.
- 1 carotte.
- Gingembre moulu.
- Huile d'olive.
- Poudre de curry.
- Le sel.

Préparation :
1. Coupez le blanc de poulet en morceaux, salez à votre convenance et mettez de côté.
2. Nettoyez la carotte, épluchez-la et coupez-la en cubes.
3. Ajoutez de l'huile d'olive dans une poêle et faites cuire la carotte jusqu'à ce qu'elle soit presque tendre. Ajoutez le curry, le gingembre et le poulet.
4. Laissez cuire, remuez régulièrement pour que le poulet cuise uniformément, et retirez de la poêle en fin de cuisson.
5. Si vous souhaitez une sauce, ajoutez de l'eau et couvrez la casserole jusqu'à ce que la sauce commence à épaissir.

6. Avant d'éteindre la cuisinière, assurez-vous que la carotte est tendre. Au moment de servir, le poulet au curry peut être garni de coriandre.

Cette recette saine est idéale pour le déjeuner ou le dîner et peut être servie avec une salade, mais aussi avec une pomme de terre bouillie, du riz basmati bouilli ou du riz long grain.

Bar cuit au four avec une sauce au citron et aux câpres

Ce plat est spécial et rapide à préparer, facile à suivre et ajoute une variété délicieuse et saine au régime FODMAP.

Ingrédients pour 4 personnes
- 4 filets de bar d'environ 140 g chacun.
- 2 cuillères à soupe de petites câpres.
- 2 cuillères à soupe de jus de citron.
- 2 cuillères à soupe de moutarde de Dijon sans gluten.
- Zeste d'un citron.
- Huile d'olive pour le badigeonnage.
- Huile d'olive extra vierge.
- Persil plat haché.
- Le sel.

Préparation :
1. La première chose à faire est de préparer la vinaigrette. Pour cela, mélangez le jus de citron, le zeste de citron, un peu d'assaisonnement et la moutarde. Ajoutez ensuite de l'eau. Si le bar doit être servi immédiatement, le persil peut être ajouté à ce stade.
2. Préchauffez le four à 220°C.
3. Utilisez une plaque à four et recouvrez-la de papier sulfurisé. Placez ensuite le poisson sur le plateau, côté peau vers le haut.
4. Badigeonnez la peau d'huile d'olive et ajoutez un peu de sel. Faites cuire au four pendant environ 5 minutes ou le temps qu'il faut pour pouvoir couper facilement chaque filet de bar.
5. Servez un bar dans chaque assiette et arrosez de vinaigrette et des feuilles de persil si elles n'ont pas été ajoutées lors de la préparation de la vinaigrette.

Le bar cuit au four avec une sauce aux câpres est sans gluten, pauvre en graisses et idéal pour le dîner.

Quinoa épicé aux amandes et au feta

Puisque le couscous est remplacé par du quinoa, on peut préparer une savoureuse salade sans gluten. Cet ingrédient est pauvre en FODMAP, il est donc recommandé de l'inclure dans ce type de régime.

Ingrédients pour 4 personnes

- 50 g d'amandes effilées.
- 100 g de fromage feta râpé.
- 300 g de quinoa préalablement rincé.
- ½ cuillère à soupe de curcuma.
- 1 cuillère à soupe de coriandre moulue.
- 1 cuillère à soupe d'huile d'olive.
- Du persil grossièrement haché.
- Le jus d'un demi-citron.
- L'eau.

Préparation :

1. Mettez une cuillère à soupe d'huile d'olive dans une grande poêle et faites-la chauffer. Lorsqu'elle est bien chaude, ajoutez les épices et faites-les frire pendant quelques minutes le temps que leur arome se développe.
2. Ajoutez le quinoa dans la poêle et laissez cuire jusqu'à ce que vous commenciez à entendre des craquements.
3. Versez l'eau préalablement bouillie dans la poêle, la quantité à utiliser est d'environ 600ml. Faites cuire pendant 10 à 15 minutes à feu doux, jusqu'à ce que le liquide s'évapore et que le quinoa devienne blanc.
4. Remuez la préparation et ajoutez le jus d'un demi-citron. Laissez-le s'évaporer, éteignez le feu et ajoutez la feta.
5. Servez le quinoa épicé avec les amandes et la feta et garnissez de persil haché. Ce plat se mange généralement chaud. Vous pouvez également le servir froid, en été par exemple, il suffit d'attendre qu'il refroidisse un peu avant de le mettre au réfrigérateur.

Le quinoa peut être consommé au déjeuner et au dîner et peut être accompagné d'une protéine de votre choix.

Salade de pommes de terre et haricots verts aux anchois et aux œufs de caille

Les anchois contiennent des graisses saines et contribuent à stabiliser les taux de triglycérides et de cholestérol.

Ingrédients pour 1 personne

- 100 g de pommes de terre.
- 100 g de haricots verts.
- 1 anchois.

- 4 œufs de caille.
- 1 cuillère à soupe de ciboulette hachée.
- 1 cuillère à soupe de persil haché.
- Le jus d'un demi-citron.

Préparation :
1. Remplir une casserole de taille moyenne d'eau et porter à ébullition. Lorsque le liquide bout, mettez les œufs de caille et faites-les cuire pendant environ 2 minutes à feu moyen.
2. Retirez les œufs de la casserole et transférez-les dans un bol avec de l'eau froide. Utilisez l'eau dans laquelle les œufs ont été cuits pour faire cuire les haricots jusqu'à ce qu'ils soient tendres.
3. Lorsque les haricots sont mous, retirez-les de l'eau et plongez-les dans un bol d'eau froide. Ajoutez les pommes de terre nettoyées et coupées en deux (ou coupées en quatre morceaux si elles sont grosses) dans l'eau bouillante. Au bout de 20-25 minutes, elles seront tendres et prêtes à être retirées de l'eau.
4. Egouttez les pommes de terre et laissez-les refroidir. Pendant qu'elles refroidissent, pelez les œufs et coupez-les en deux. Mélangez-les ensuite avec les haricots, les pommes de terre, les herbes, l'anchois haché et le jus de citron.

Cette salade rassasiante peut être incluse dans le déjeuner ou utilisée pour un dîner léger.

Fish & chips avec sauce tartare

Le Fish & Chips est un plat emblématique au Royaume-Uni. Il s'agit de poisson frit et servi avec des frites. Nous proposons ici une version saine de cette recette légendaire.

Ingrédients pour 2 personnes
- 450 g de pommes de terre.
- 2 filets de poisson blanc.
- 2 cuillères à soupe de yaourt grec.
- 1 cuillère à soupe de câpres hachées.
- Zeste d'un citron.
- Jus de citron.
- Huile d'olive.
- Persil haché.

Préparation :
1. Préchauffez le four à 180°C.

2. Nettoyez, épluchez et coupez les pommes de terre en juliennes épaisses (de la taille de frites). Badigeonnez-les uniformément d'huile d'olive et faites-les cuire au four jusqu'à ce qu'elles soient dorées et croustillantes. La cuisson peut prendre jusqu'à 40 minutes en fonction de votre four et de la variété de pommes de terre.
3. Pendant ce temps, placez les filets de poisson dans un plat allant au four et les badigeonner d'huile d'olive et assaisonner de sel et de poivre. Arrosez le poisson d'un peu de jus de citron et faites-le cuire au four pendant 12-15 minutes.
4. Environ 5 minutes avant la fin de la cuisson du poisson, garnissez-le de zestes de citron et de persil haché.
5. Mélanger le yaourt, le jus de citron restant, le persil haché restant et les câpres dans un bol. Ajouter du sel si vous le souhaitez. Mettre de côté.
6. Pour servir, placer un filet de poisson dans chaque assiette, poser les pommes de terre par-dessus et ajouter une cuillère de sauce tartare à côté du poisson et des frites.

Le poisson-frites à la sauce tartare est idéal à servir comme en-cas et à accompagner d'une boisson rafraîchissante et saine.

Mini-gâteau au saumon et au citron

Il existe des alternatives saines et nutritives qui peuvent être préparées comme collations pour les invités lors d'événements ou de réunions, en voilà une!

Ingrédients pour 4 personnes :
- 140 g de saumon fumé coupé en petits morceaux.
- 1 jaune d'œuf.
- 1 cuillère à soupe de poivre grossièrement moulu.
- 2 grosses pommes de terre.
- 2 cuillères à soupe d'huile d'olive.
- 2 cuillères à soupe de farine sans gluten.
- Huile d'olive.
- Zeste d'un demi-citron.
- Le jus d'un demi-citron.
- Persil haché.

Préparation :
1. Placez les pommes de terre dans le micro-ondes et faites-les chauffer pendant 10 minutes à puissance maximale jusqu'à ce qu'elles soient tendres. Lorsqu'elles sont prêtes, retirez-les et laissez-les refroidir pendant 5 minutes.

2. Mettez les pommes de terre dans un bol, écrasez-les, ajoutez une cuillère à soupe d'huile d'olive, le zeste râpé et le jus de citron.
3. Mélangez la purée de pommes de terre avec un œuf, remuez et ajoutez le saumon et le persil haché. Formez des mini-cakes d'environ 1 cm de profondeur et 3 cm de largeur.
4. Laissez les mini-cakes refroidir complètement. Pendant ce temps, mélanger la farine sans gluten et le poivre moulu grossièrement. Saupoudrez ce mélange sur les mini-cakes.
5. Faites frire les mini cupcakes dans un peu d'huile d'olive pendant 2 à 3 minutes de chaque côté. Une fois retirés de la poêle, laissez-les s'égoutter sur du papier absorbant. Servez les mini-tartes et garnissez-les de persil haché, si vous le souhaitez.

Les mini-cakes au saumon et au citron sont idéaux pour un goûter et peuvent être conservés au réfrigérateur pour être frits au moment souhaité avant de servir chaud.

Pavlova à l'ananas et au gingembre

Cette variante de la pavlova utilise l'ananas et le gingembre, deux ingrédients sains qui s'inscrivent parfaitement dans le cadre du régime FODMAP.

Ingrédients pour 8 personnes :
- 500 ml s de crème liquide.
- 225 g de sucre blanc.
- 4 gros blancs d'œufs.
- ½ gros ananas.
- 1 cuillère à soupe de gingembre moulu, de la maïzena et du vinaigre de vin blanc.
- 3 cuillères à soupe de sirop de gingembre.
- 6 morceaux de gingembre dans du sirop.
- Feuilles de menthe.
- Du sucre glace.

Préparation :
1. Préchauffez le four à 150°C et pelez l'ananas, puis évidez-le et coupez-le en 4 ou 5 morceaux.
2. Battez les blancs d'œufs jusqu'à ce qu'ils forment des pics fermes. Ajoutez le sucre, le vinaigre, la fécule de maïs et le gingembre moulu.
3. Tracez un cercle d'environ 23 centimètres de circonférence sur du papier sulfurisé et placez-le sur une plaque de cuisson. Etalez la meringue pour compléter le cercle en créant un creux.
4. Faites cuire la meringue pendant une heure. Une fois prête, laissez la pavlova refroidir dans le four, ce qui peut prendre jusqu'à 1 heure.
5. Placez une poêle sur la cuisinière à feu moyen. Lorsqu'elle est bien chaude, utilisez le sirop de

gingembre pour badigeonner les morceaux d'ananas et faites-les griller des deux côtés jusqu'à ce qu'ils ramollissent légèrement. Laissez refroidir.

6. Placez le gingembre en sirop et 2 cuillères à soupe de sirop de gingembre dans un robot culinaire et mixez jusqu'à obtenir une pâte grossière. Ajoutez ensuite le sucre glace et la crème.

7. Pour servir, disposez le mélange dans la partie profonde de la pavlova. Couvrez le mélange avec les morceaux d'ananas. Puis arrosez-les d'un peu de sirop et de menthe. Enfin, saupoudrez de sucre glace.

La Pavlova peut être le dessert d'un déjeuner de fête.

QUELLE EST L'INFORMATION CLÉ À RETENIR?

Dans le régime anti-inflammatoire: quels sont les aliments recommandés ?

L'alimentation a toujours été un fidèle allié de notre santé et de notre bien-être et constitue un excellent complément à toute thérapie. La santé s'acquiert avant tout à table, grâce aux propriétés bénéfiques des aliments. Un régime anti-inflammatoire est basé sur la réduction des aliments pro-inflammatoires et l'augmentation de la consommation d'aliments anti-inflammatoires.

Liste des aliments ayant une action anti-inflammatoire

FRUITS ET LÉGUMES

Strictement frais, de saison, et de préférence cru. Ils sont une source précieuse de minéraux, de vitamines et de fibres et contiennent une grande quantité d'antioxydants qui peuvent réduire les radicaux libres. Les fruits et légumes frais, grâce à leur apport en vitamines et en minéraux, contribuent à la production de nos propres antioxydants endogènes, c'est-à-dire ceux qui font défaut à l'organisme en état d'inflammation systémique chronique.

GRAINS ENTIERS

Ils assurent la stabilité glycémique et préviennent les pics d'insuline, augmentent le transit intestinal et favorisent l'équilibre du microbiome intestinal.

LÉGUMINEUSES

Excellente source de protéines végétales, de fibres, d'acide folique et de minéraux tels que le magnésium, le fer, le zinc et le potassium.

SOURCES D'OMÉGA 3

Une consommation accrue d'oméga-3 favorise les réactions anti-inflammatoires. Donc feu vert pour:

Noix et graines oléagineuses: les noix et les graines de lin sont les plus riches en protéines, en fibres alimentaires, en graisses monoinsaturées et en oméga 3 (EPA et DHA). La consommation quotidienne recommandée est d'environ 20 à 30 g.

Les poissons gras: anchois, sole, saumon, sardines, maquereaux, etc. sont recommandés au moins deux fois par semaine.

Algues: excellente source d'oméga 3.

HUILE D'OLIVE EXTRA VIERGE

C'est une excellente source de graisses monoinsaturées (plus de 85 % d'acide oléique) et polyinsaturées (acide linoléique source d'oméga 6 et acide alpha-linoléique source d'oméga 3), de vitamines liposolubles, de tocophérols et de bêta-carotène, de phytostérols et de polyphénols. Lorsqu'il est ajouté "cru" à nos plats après la cuisson, il possède des propriétés anti-inflammatoires remarquables. Attention aux quantités: une cuillerée de 10 g équivaut à environ 100 kcal, il est donc toujours préférable de ne pas en abuser.

THÉ VERT

Connu pour ses remarquables propriétés antioxydantes naturelles, surtout lorsqu'il est choisi en feuilles.

CHOCOLAT NOIR

Le chocolat noir à au moins 70 % est riche en antioxydants et possède des propriétés anti-inflammatoires remarquables.

ÉPICES ET HERBES

Utilisés pour assaisonner les plats, ils permettent de réduire considérablement l'apport en sel et de donner du goût aux plats. Le gingembre, la cannelle et le curcuma sont excellents pour leurs remarquables propriétés antioxydantes.

Régime anti-inflammatoire: que faut-il éviter?

Pour un bon régime anti-inflammatoire, il est bon d'éviter la surconsommation d'aliments pro-inflammatoires qui favorisent la formation de toxines et altèrent la microbiote intestinale. Il est également bon de faire attention à certains types de cuissons, comme la cuisson à haute température sur des charbons ardents ou des grilles ou en contact direct avec le feu, en préférant des modes de cuisson plus simples et plus "doux" qui permettent de préserver les qualités des aliments.

Liste des aliments ayant une action pro-inflammatoire :

SUCRE

Le sucre blanc, brun ou brut doit être limité autant que possible en raison de son indice glycémique élevé et de son pouvoir inflammatoire.

CÉRÉALES RAFFINÉES

Ils sont pauvres en fibres et en micronutriments, riches en gluten, élevés dans l'indice glycémique et absolument pro-inflammatoires.

LA MALBOUFFE ET L'ALIMENTATION INDUSTRIELLE

Elle se caractérise par un apport calorique élevé, une faible valeur nutritionnelle et un pouvoir inflammatoire élevé. Les biscuits, les gâteaux, les snacks industriels, les chips, les glaces, les sucreries, les aliments précuits ou en conserve, les saucisses, les cornichons, etc., sont riches en graisses saturées et oméga-6, en sucres, en sel, en additifs, en édulcorants, etc. La consommation de ces aliments doit être limitée autant que possible au profit d'aliments frais et sains.

LE LAIT ET LES PRODUITS LAITIERS

Ils n'augmentent pas la glycémie, mais nécessitent une production élevée d'insuline et contiennent du lactose, des hormones, des facteurs de croissance, etc. Par conséquent, dans des conditions d'inflammation systémique chronique, ils doivent être limités autant que possible.

VIANDE ROUGE

Potentiellement cancérigène, fortement acidifiant et inflammatoire. Les viandes rouges transformées, telles que les saucisses et la charcuterie, entrent également dans cette catégorie d'aliments et doivent être limitées autant que possible.

LES SOLÉNACÉES ET LES AGRUMES

Les poivrons, les tomates, les aubergines, les pommes de terre, les oranges, le pamplemousse et les mandarines doivent être limités en cas d'inflammation systémique chronique en raison de leur teneur élevée en polyamines.

Une alimentation saine: assurez le bien-être de l'organisme corporel tout au long de votre vie

Suivre un régime alimentaire sain peut assurer le bien-être du corps pendant de nombreuses années, en le protégeant de l'obésité et des maladies chroniques qui présentent un danger pour la vie des individus même à un jeune âge. C'est ce que prouvent les données scientifiques, qui soulignent l'importance d'équilibrer correctement les aliments qui doivent composer le menu quotidien.

L'un des moyens d'y parvenir est d'améliorer son alimentation en essayant de manger de manière équilibrée, en intercalant des collations saines entre les repas et en évitant de sauter des repas, notamment le petit-déjeuner. Il faut également tenir compte du fait que certains aliments considérés comme sains peuvent causer des problèmes au niveau du côlon et du système digestif.

Il ne s'agit donc pas seulement de suivre un régime, mais l'accompagnement et la supervision d'experts en nutrition et diététique sont nécessaires pour modifier progressivement vos habitudes alimentaires. Dans certains cas, comme le régime pauvre en **FODMAP**, le soutien d'un spécialiste est fondamental car il s'agit d'un outil thérapeutique. Une alimentation saine et une activité physique régulière sont la combinaison parfaite pour une vie saine !

Copyright © 2023

- Olivia Santi -

Tous droits réservés

Printed in France by Amazon
Brétigny-sur-Orge, FR